汉竹主编·亲亲乐读系列

怀孕
一定要知道的
那些事

王琪 编著

汉竹图书微博
http://weibo.com/hanzhutushu

江苏凤凰科学技术出版社
全国百佳图书出版单位

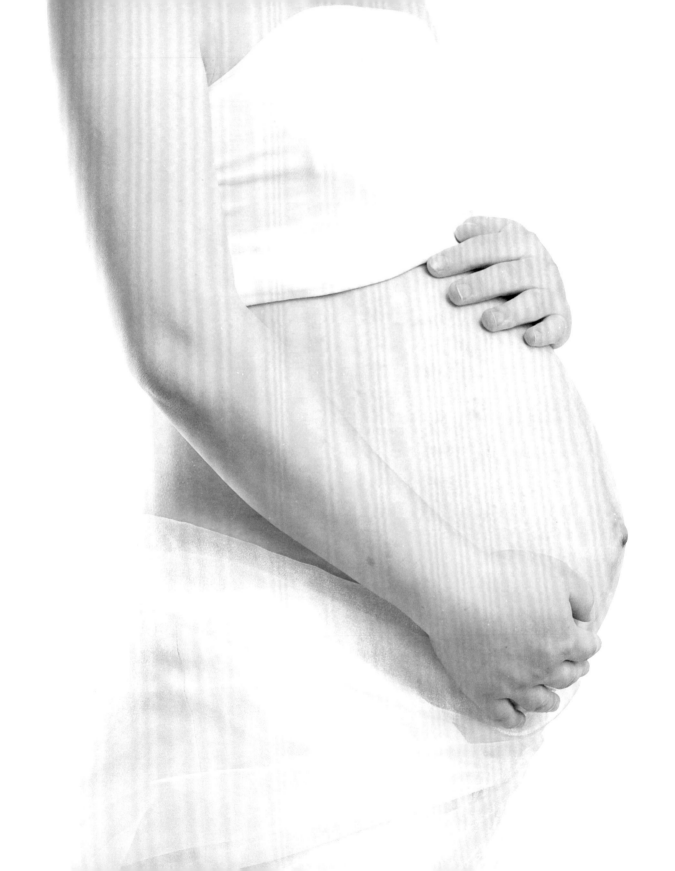

编辑导读

"备孕如何补充营养？"

"怀孕后就应该待在家里，哪儿都不去吗？"

"孕期可以做什么运动？"

"B超产检报告单上的英文缩写都是什么意思？"

"孕期心情郁闷，如何缓解？"

……

孕育一个小生命，是一件非常美妙和幸福的事情。美中不足的是孕妈妈要在孕期承受各种烦恼、痛苦，比如孕期呕吐、身材走样、记忆力减退、拖着沉重的肚子产检……还好，你遇到了这本书，它会告诉你如何吃能缓解孕吐，如何运动能长胎不长肉，如何避免"孕傻"闹笑话，如何产检更省时、更轻松……还有更多医生没有告诉你的小秘密。

本书按照孕妈妈十月怀胎的顺序，为你逐一讲解每月需要注意的事项，从产检到饮食，从生活小细节到孕期运动和心理保健，还有每月胎宝宝的成长变化，所有孕妈妈应该知道的、应该重点注意的、可能会遇到的问题，专家都会用产科的真实案例为你详细解说。对于大龄、二胎、双胎等特殊孕妈妈也给予了重点事项提醒，让所有孕妈妈都能从容怀娃，轻松孕育健康的宝宝。

总之，有了这本书，你的孕期就能免去不少烦恼和痛苦了！

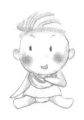

老婆怀孕，老公该做点啥

　　每天在医院为孕妈妈诊断，我们医生见到了很多孕妈妈孤零零一个人来产检、问诊的情况。有时候产检的项目比较多，这些孕妈妈只能一个人跑来跑去，心情可想而知。要知道，孕妈妈在孕期会面临各种心理和生理的考验，有时候不是一个人能承担和应付的，这时候准爸爸要明确自己的责任，多照顾妻子。

孕期甜言蜜语不可少

　　准爸爸宜用语言表达自己的心声，切不可羞于表达。怀孕对孕妈妈来说是一件多么不容易的事啊，准爸爸宜多多鼓励、赞美孕妈妈。每天晚上临睡前，准爸爸把手放在孕妈妈的腹部说，"爸爸很爱宝宝和妈妈"，或者当孕妈妈为穿不上孕前的漂亮衣服而沮丧的时候，准爸爸由衷地赞美她现在的样子依然很美，对于孕妈妈来说，这是一件很快乐的事。

给老婆更多的关爱

　　怀孕后，由于体内激素的改变，孕妈妈的心理易发生变化，会产生委屈、伤感等情绪。此时准爸爸要控制好自己的情绪，不要让孕妈妈激动，要多理解、包容孕妈妈，并及时给予安慰，让自己成为消除孕妈妈不良情绪的良药。在孕妈妈心情不好的时候，递过去一个削好的苹果，或者送上一个亲密的拥抱，都能很好地缓解孕妈妈的不良情绪。告诉她，怀孕之后无论她变成什么样子，你都会一如既往地爱她、保护她、关心她、照顾她。

承担"老公"和"爸爸"的责任

　　老婆怀孕了，升职为准爸爸的你，心里的喜悦肯定是无法言表的。不过，激动、高兴之余，准爸爸也要意识到自己的责任更重了。要做个好老公，应帮助孕妈妈快乐轻松地度过孕期。一个快乐、和谐的孕期氛围，有利于胎宝宝的生长发育。而这种温馨的氛围，也会为宝宝的未来奠定一个幸福的基础。

陪老婆做产检

陪同孕妈妈去做产检是准爸爸义不容辞的责任，不但可以在精神上给予安慰，而且也可以让孕妈妈感受到你对她的爱与责任。陪她去做产检说明你爱护她、关心她、关心胎宝宝，这样孕妈妈心里就会觉得温暖，心情也会好。孕妈妈心情好了，肚子里的胎宝宝也就会发育得好，所以陪孕妈妈产检不但可以体现一个男人的责任心，还能为将来有一个健康的宝宝奠定基础。

另外，陪孕妈妈去医院做产检，可听到胎宝宝的心跳，或通过超声波亲眼看到胎宝宝，这是一种很美妙的体验；若孕妈妈和胎宝宝有不乐观的情况出现，也能共同分担、商量，并及时做出适当的决定。

陪老婆参加孕期课堂

陪孕妈妈参加孕期课堂，可增加准爸爸的孕产知识储备，还可以指导孕妈妈做产前运动与练习拉梅兹呼吸，使生产更顺利，更可降低孕妈妈的焦虑，有你随时在身旁支持她，会增加她勇敢面对生产的信心。

和老婆一起进行胎教

怀孕不是孕妈妈一个人的事情，准爸爸也应积极参与，而胎教就是一个非常好的方式。通过胎教准爸爸可以向胎宝宝传递父爱，也可以让孕妈妈感受到幸福。每晚睡觉前，孕妈妈和准爸爸可以跟胎宝宝说说话、讲讲故事，或者唱一首儿歌，这都是非常好的胎教。

坚持戒烟

从备孕期开始戒烟的男士，以为妻子顺利怀孕就可以不用那么严格地戒烟了，其实不然。为了妻子和胎宝宝的健康，整个孕期准爸爸都要坚持戒烟。你要知道，即使你没有在屋内吸烟，香烟中的有害物质也会残留在你的衣物、毛发上，给妻子和胎宝宝带来伤害。

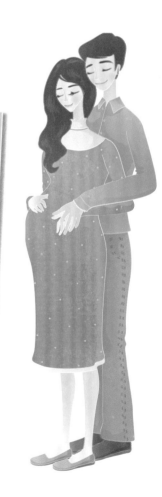

做老婆的私人按摩师

孕中晚期，孕妈妈可能会出现水肿、腿抽筋、浑身酸痛等不适，准爸爸可以学点简单的按摩手法，每晚临睡前（或每天固定时间）给孕妈妈轻轻按摩腰腿，可以缓解孕期酸痛和水肿等，使孕妈妈放松精神，舒适地进入睡眠。

陪孕妈妈做运动

随着体重的增加，孕妈妈的肚子越来越大，身体懒懒的，不愿意运动。这时，准爸爸可要做好监督和陪练的工作。因为孕妈妈进行适当的运动既能控制体重，又能提高身体的免疫力，还能改善妊娠的各种不适。早上起床后，或者晚饭后，陪她做做孕妇操或孕妇瑜伽，哪怕只是简单地散散步，都能起到很好的作用。

节制性生活

性生活时，孕妈妈腹部受到的挤压和宫颈受到的刺激均会诱发宫缩。所以，建议在孕早期，胎盘附着尚不牢靠的时期应禁止性生活；孕中期虽然可以有适当的性生活，但也应注意力度和孕妈妈的感受；孕晚期，子宫明显增大，对外界刺激尤为敏感，所以准爸爸也应以妻子和胎宝宝的安全为重，禁止性生活。

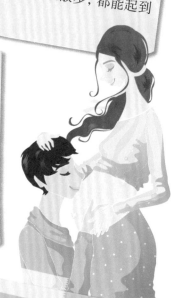

做个家庭"煮夫"

厨房做饭产生的油烟含有一些有害物质，对孕妈妈和胎宝宝不利，准爸爸应主动为妻子准备一日三餐，让妻子尽量远离厨房。尤其是在孕早期的早孕反应阶段，孕妈妈更闻不了油烟味，所以准爸爸应多学做一些适合妻子胃口的饭菜，做一个出色的家庭"煮夫"。

重活、累活应一力承担

老婆怀孕后，准爸爸应一力承担起家里的重活、累活，像搬桌子、搬桶装水、提箱子等不能让孕妈妈来做，孕早期做这些力气活儿容易动了胎气，不利于安胎养胎，孕中晚期做这些体力活儿可能会引起早产。所以，整个孕期准爸爸应叮嘱老婆：累活、重活都交给老公负责吧。

孕中晚期帮老婆翻身

到了孕中晚期，孕妈妈的肚子会慢慢变大，睡觉时连翻身都不是容易的事。这时，准爸爸一定要牺牲一点自己的睡眠时间，让自己变得机警些，夜晚孕妈妈需要翻身时帮帮她，她一定会认为准爸爸体贴，从而在一定程度上缓解孕中晚期的不适和恐惧。

孕晚期帮老婆洗澡

孕晚期，孕妈妈的肚子越来越大，行动越来越笨拙，弯腰都感觉特别累。所以，孕妈妈洗澡也成了一件非常耗费力气的事情。如果准爸爸能帮助孕妈妈清洗背部、腿部，就能让孕妈妈轻松很多。而且，有准爸爸陪着也可以避免孕妈妈在浴室出现危险。

准备待产包

孕中期，孕妈妈有精力时，准爸爸可以和孕妈妈一起采购生产后要用的物品。到了孕晚期，准爸爸应检查待产用品是否齐全，如果有遗漏应尽快补买，然后分类装入包里，并放在家里显眼的位置，方便孕妈妈临产时取用。

和谐婆媳关系

婆媳关系如何，在某些时候其实是要看准爸爸处理问题的方式。婆媳一起住难免会出现一些意见分歧或矛盾，有些话媳妇不好说，准爸爸可以去当个说客，这样能起到很好的调解作用。准爸爸在自己妈妈面前也不能一味地宠溺老婆，这也是很多婆媳关系不和谐的一个原因。或者，婆媳吵架后，孕妈妈向准爸爸哭诉，这时候就要注意你的态度，应尽力耐心安慰孕妈妈，而避免将双方的矛盾激化。

学习孕产育儿知识，做个称职奶爸

孕妈妈怀孕期间，除了要照顾孕妈妈外，有时间准爸爸还要学习孕产育儿知识，以备生产后更好更科学地伺候妻子坐月子和照顾新生儿。准爸爸可模拟练习给宝宝换尿布、包抱被、喂奶、洗澡等，还应了解新生儿身体不适时的反应以及应对办法。

目录

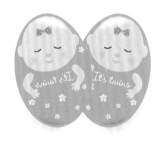

孕 1 月

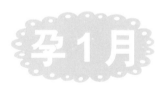

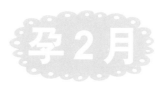

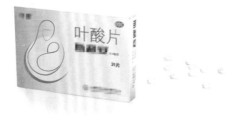

孕3月

孕4月

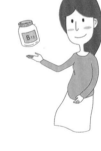

孕5月

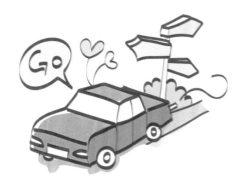

孕6月

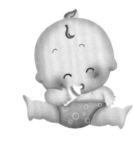

孕7月

孕 8 月

孕9月

孕 10 月

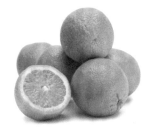

孕前准备

孕前检查不只是女人的事

很多不孕、胚胎停育或自然流产的情况，原因往往不在女方，而是男方有无精症、少弱精症或者畸形精子症。

→第21页

喝豆浆，养生又助孕

豆浆含有植物性雌激素大豆异黄酮，这种激素能够调节女性的内分泌系统，有利于卵巢健康，促进排卵。

→第23页

同房后"倒立"并不能增加受孕概率

同房后"倒立"的姿势对精子通过子宫颈无明显影响，所以也就不能提高受孕概率。

→第25页

王大夫说备孕

备孕是很具体、系统的，绝不是单纯吃点好的、补点好的那样简单，备孕夫妻一定要做一个完整、详尽的备孕规划。

{ 受孕是一个自然的过程，不能过度依赖技术手段。有的备孕夫妻只有在排卵期才安排性生活，这种目的性很强的做法是不提倡的。推荐备孕期间保持每周 2~4 次的性生活频率。

饮食　叶酸虽然是备孕夫妻不可缺少的营养素，但也不能滥补。最好是先测一下体内叶酸水平再根据情况补充。

去医院请医生为你们做一次优生咨询，向优生专家详细说明你们现在的身体健康状况，并且把家庭中其他成员的健康状况向医生讲清楚。如果被确认有家族病史的话，就要尽早找出解决方案，从而避免不健康的宝宝出生。

运动　备孕夫妻可在备孕前 3 个月就制订好健身计划，并互相监督，彼此鼓励坚持。做到每天锻炼时间不少于 15 分钟，如果做不到每天坚持，至少要保持每周做两三次的有氧运动，每次半小时，如慢跑、游泳、跳绳、瑜伽等。

不孕不育症的诊断在时间上是有明确规定的：夫妻未采取避孕措施，规律地进行性生活，如果一年内未孕，才会诊断为不孕不育症。但是不少备孕夫妻尝试两三个月没有怀上宝宝，就急匆匆地去医院看不孕不育，这种不淡定的负面情绪也会影响正常受孕。

为什么要做孕前检查，90% 的夫妻都不知道

怀上很重要，母婴健康更重要

每天妇科门诊都如春运火车站一样，人头攒动。我在出诊时，经常会遇到很多胚胎停育、自然流产后的夫妻来就诊。他们来自全国各地，但眼神中却有相同的疑惑：怀孕前月经也很正常，连痛经都没有，身体这么好，为什么会保不住宝宝？当我问到有没有做过孕前检查时，几乎大多数夫妻都摇头。

小露夫妻就是其中一对。我给他们双方都安排了检查，结果显示小露有高雄激素血症。小露的高雄激素还没有达到很高，所以月经也会正常来，平时基本没什么身体异常表现，但是怀孕后就会引起胚胎停育。

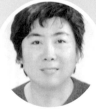

从医学上讲，有很多疾病的症状是不明显的，但在怀孕后可能会影响胎宝宝的生长发育。所以，孕前检查一定要做，而且最好和老公一起去做。记住，健康的宝宝是需要夫妻双方共同努力的。我们的目标不仅是怀上，更是母婴健康。

不检查就怀孕，很多人都这样

某些时刻，你们是否觉得二人世界好像少了点什么？如果有个小人在身边蹦蹦跳跳，是不是更好？如果你们有了这个想法，那么从现在开始，就要对自己的身体负责了，也有必要去做一下孕前检查。要知道，做好充分的孕前检查，是孕育健康宝宝的第一步。

有一部分备孕夫妻因为不了解孕前检查或嫌麻烦，或者错过检查的时间等原因而没有进行孕前检查，还没有确定身体状况是否适合怀孕，宝宝就悄然来临。这时也不要过分担心，因为从怀孕到分娩，孕妈妈还要做大大小小的各种产检，到时千万不要再错过了。

普通体检并不能代替孕前检查

体检是以最基本的身体检查为主，而孕前检查主要是针对生殖系统以及与之相关的免疫系统、遗传病史等的检查。

孕前检查中的生殖系统检查、甲状腺功能检查、遗传疾病检测、染色体检查、优生四项检查（TORCH）等项目都是普通体检项目中没有的，却对胎宝宝有着至关重要的影响。所以，不能因为参加过单位的体检或做过婚检就不进行孕前检查。

孕前检查不只是女人的事

对于来做孕前检查的夫妻，通常是要求准爸爸一起做检查，尤其是长时间不孕的夫妻，那就必须先查准爸爸。孕育胎宝宝，优质的精子是至关重要的，备育男性的健康同样重要，检查必不可少。备育男性主要检查生殖系统、前列腺和精子等，通过这些检查可以了解男性性功能如何，性器官发育是否正常。将怀孕的种种问题都归结到女方一人身上，这种观念不仅是错误的，也是对未来宝宝的不负责。

据相关调查发现，很多不孕、胚胎停育或自然流产的情况经过检查，原因往往不在女方，而是男方有无精症、少弱精症或畸形精子症。

而且现在环境的改变及生活、事业压力的加大，使有些男性的精子质量大幅度下降。精子检查比较方便，花费也很少，准爸爸不妨在孕前检查下。

孕前检查注意事项

备孕女性在进行孕前检查时应注意避开月经期，选择月经干净后 3~7 天进行检查较好。检查前 3 天不要有性生活；检查前 1 天注意休息好，保证精力充沛，不要使用洗阴液清洗阴部。孕检前 3~5 天饮食宜清淡；检查前 1 天晚上 12 点之后不能进食和饮水；有的检查项目需要空腹检查，可以带上早餐，检查过后再进食。B 超检查需要在膀胱充盈的前提下进行，因此，检查之前要憋尿，直到有尿意为止。

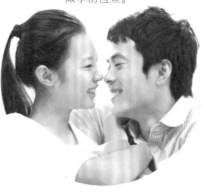

备孕夫妻都要做孕前检查。

一般可在检查前半小时至 1 小时饮水两三杯。孕检问诊必然会涉及一些隐私问题，所以要做好如实回答的准备。

备育男性在进行孕前检查前 3 天不要抽烟喝酒，不要吃油腻、糖分高的食物。抽血要空腹，因此检查前 1 天晚饭后不要再吃东西，保持空腹 8 小时以上。

王大夫对孕前检查的 **3** 点建议

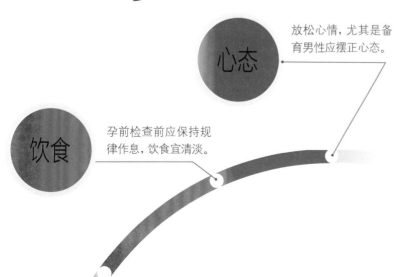

心态
放松心情，尤其是备育男性应摆正心态。

饮食
孕前检查前应保持规律作息，饮食宜清淡。

不要一味迷信大医院，妇产医院都可以做孕前检查。

医院

孕前营养很重要

孕前将身体调理到最佳状态，才能保证孕育一个健康、聪明的宝宝。许多营养素可以在人体内储存很长时间，这就需要提前摄入营养，为孕期做准备。日常饮食关系到身体内环境是否良好，所以精心安排饮食，可以使夫妻双方达到最佳受孕体质，从而为胎宝宝提供成长的"沃土"。

孕前 3 个月加强营养储备

根据卵子的发育规律，建议在孕前 3 个月起，备孕女性就做好合理膳食、调养身心、增强体质等准备工作。

怀孕是一个特殊的生理过程，由于胎宝宝的生长发育使母体负担加重，因此，在怀孕过程中，孕妈妈会遇到一些不同程度的功能性或病理性问题。怀孕期间，孕妈妈不仅要给腹中的胎宝宝供给养料，而且要为分娩的消耗和产后哺乳做好营养储备。因此，从怀孕前 3 个月开始，合理补充营养十分重要。

根据情况调理饮食

由于个体之间的差异，不同体质的女性在孕前的营养补充和饮食调理的开始时间、营养内容等问题上也不尽相同，要因人而异。

体质及营养状况一般的女性，在孕前 3 个月至半年就要开始注意饮食调理，每天要摄入足量的优质蛋白质、维生素、矿物质和适量脂肪，因为这些营养素是胎宝宝生长发育的物质基础。

对于身体瘦弱、营养状况较差的女性和素食女性、偏食女性而言，孕前饮食调理更为重要。这类女性最好在怀孕前一年左右就应注意上述问题。除营养要足够外，还应注意营养全面，不偏食、不挑食，搭配合理，讲究烹调技巧，多调换口味。

别把脂肪拒之千里

肥胖和脂肪过多摄入有关系，但并不是说一点脂肪都不能吃，哪怕是孕前需要减肥的人。如果孕前一味减肥，摄入低脂食物而使体内脂肪缺乏，将导致受孕失败，或者即使怀孕了，也会危及胚胎的发育。脂肪中的胆固醇是合成雌性激素的重要原料，若脂肪摄入不足，还可能引起性欲下降。

备孕女性可以适当多吃一些海鱼、海虾等，它们含有宝宝发育需要的优质脂肪酸；肉类、鱼类、禽蛋中含有较多的胆固醇，适量摄入有利于雌性激素的合成。

特别是当今的时代，流行以瘦为美，很多女性保持着骨感的身材，殊不知，过瘦并不利于成功受孕。健康的成年女性，体内脂肪的含量要占全身体重的 25%~30%。女性要维持正常的月经、怀孕和哺乳等生理功能，其体内的脂肪含量必须达到体重的 22% 以上。这是因为脂肪组织的多少与女性体内雌激素的代谢密切相关。所以想要怀孕，还需要合理摄入脂肪。

海虾富含优质脂肪酸，对备孕有益。

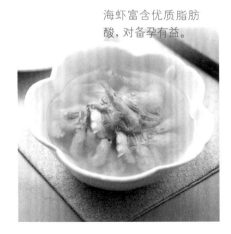

喝豆浆，养生又助孕

豆浆是大家早餐中最普通的食物，但是它所含的营养对女性来说是非常特别的。作为豆制品的一种，它含有丰富的植物蛋白质、维生素、矿物质等营养成分，对人体非常有好处。它还含有膳食纤维，有利于肠胃蠕动。

最特殊的是它含有植物性雌激素大豆异黄酮，这种激素能够起到类雌激素的作用，可以调节女性的内分泌系统，有利于卵巢健康，促进排卵。有研究指出，长期饮用豆浆可以有效预防乳腺癌、子宫癌、卵巢癌的发生，还能延缓衰老。所以女性在备孕期可以常喝豆浆。

喝豆浆一定要适量，而且最好煮熟饮用。煮的时候还要敞开锅盖，煮沸后继续加热3~5分钟，使泡沫完全消失，让豆浆里的有害物质被完全破坏掉。每次饮用250毫升豆浆为宜。自制豆浆尽量在2小时以内喝完。

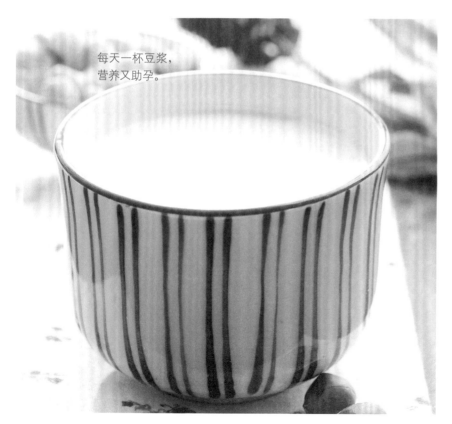

每天一杯豆浆，营养又助孕。

经期良好的饮食习惯有助于受孕

女性在月经期间抵抗力会下降，情绪易波动，会出现食欲差、腰酸、疲劳等症状。月经前后注意饮食调养，可以有效减轻经期不适，让女性内分泌更协调，更有助于受孕。

月经期间，可以补充一些有利于经血畅通的食物，如羊肉、鸡肉、红枣、苹果、薏米、牛奶、红糖、益母草等温补食物。食欲差时，可选一些健脾开胃、易消化的食物，如红枣、面条、薏米粥等。还应食用新鲜蔬菜和水果。在月经干净后1~5天内，多吃一些可以补充蛋白质、矿物质及补血的食品，如牛奶、鸡蛋、鸽子蛋、鹌鹑蛋、牛肉、羊肉、芡实、菠菜、樱桃、桂圆、荔枝、胡萝卜、苹果等。

迎接新生命，远离咖啡因

咖啡因作为一种能影响女性生理变化的物质，可以在一定程度上改变女性体内雌激素、孕激素的比例，从而间接抑制受精卵在子宫内着床和发育。因此，备孕女性最好不饮用咖啡及其他含咖啡因的饮品，杜绝风险。

生活

惊！现代人对"性"的误区很深很深

排卵期性生活也要适度

小薇来门诊的时候，表情十分困惑，她说自己基础体温也测了，基础体温表也画了，还用排卵试纸监测排卵，排卵期算得特别准，她和老公也检查过，一点问题都没有，但备孕1年多就是怀不上。我给她安排了检查，确实没发现什么问题。那为什么怀不上呢？我想了想，又问她怎么在排卵期同房的。她略有点尴尬地说，天天同房。我找到了她怀不上的原因。

许多人不知道，频繁同房是不利于受孕的，这会减低男性精子活力。精子还未成熟就要求跑到输卵管去，跑到半路跑不动了，很快就会被淘汰，怎么可能受孕呢？

备孕夫妻急于造人的心情能够理解，但是也不宜盲目"播种"。很多人都知道，在排卵期同房能够增加受孕的概率，但其前提是科学、有效地利用排卵期。过于频繁的性生活不仅不能提高受孕的成功率，反而会得到事与愿违的结果。

给精子3~5天的成熟期

精子从生成到成熟是有一个过程的，临床上查精子常规，会要求男性检查前3~5天不同房，就是这个道理。查精子常规时，如果前一天同房了，那么检查时精子就会很少，密度低，活力也不够。

因为成熟的精子已经排掉了，现在男性体内只有初生成的还未成熟的精子。所以，为了检查的准确性，一定要谨遵医嘱。

排卵试纸呈强阳性正是同房好时机

其实小薇想要怀上很简单，因为她之前做的准备工作已经很充足。我建议她在排卵试纸呈强阳性（有2条杠）时，同房1次，然后排卵试纸由强转弱的时候再同房1次，这样怀上的可能性会大大增加。更简单的方法就是，排卵试纸出现强阳性时同房1次，隔天再同房1次。

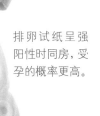

排卵试纸呈强阳性时同房，受孕的概率更高。

"养精蓄锐"≠非排卵期禁欲

有些人认为，没有到排卵期就不同房，要让老公养好精神和精子，为排卵期怀孕做准备。这个观点是不对的。性生活频率过低，精子贮藏时间过长，会出现部分老化或失去竞游的活力。女性每月仅排卵 1 次，卵子的受精活力也只能保持十几个小时的高峰时间，低频率的性生活很容易错过这个宝贵而短暂的受孕机会。

同房后"倒立"并不能增加受孕概率

女性在同房后，正常躺卧时，会感觉到下体有液体流出来，这些液体并不是精子，而是阴道分泌物，不必担心平躺会让精子流出。

精子射入阴道，经过液化后，大部分的精子都会分离出来，像小蝌蚪一样游到宫腔里面，接着游到输卵管里面。如果这里有卵子在等待，那么精子就会与卵子结合形成受精卵。其实女性月经来潮，就说明"管道"是通畅的。因为精子是很小很小的，通常要在显微镜下才能观察到，既然连月经血都能通过内膜排出子宫颈，精子怎么可能通不过呢？所以即使子宫颈再小，只要你的月经正常来潮，精子就一定能通过。

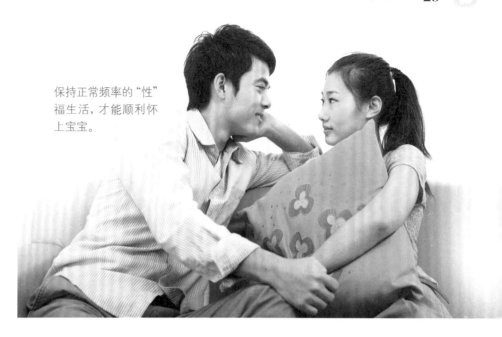

保持正常频率的"性"福生活，才能顺利怀上宝宝。

此外，同房后"倒立"的姿势并不能增加精子数量，对精子通过子宫颈也无明显影响，所以也就不能提高受孕概率。

靠"伟哥"维持"性福"，不利于健康和受孕

"伟哥"实际上是一种激素，可以用来治疗男性阳痿，提升男性自信。但是，如果长期依靠"伟哥"来提高夫妻性生活质量，肯定是有问题的，不仅对受孕有影响，而且对男性的身体健康也极其不利，易造成男性勃起异常，短暂视觉丧失或视力下降等。所以，想要真正高质量的夫妻生活，还是要加强摄入合适的营养素，让身体来合成必要的物质。

王大夫对提高受孕概率的 **3** 个建议

排卵期 在排卵期合理安排同房能够增加受孕概率。

性生活频率 无论是否在排卵期都应有适当的性生活。

体位 男上女下的姿势对受孕最为有利。能使精子比较接近子宫颈。

用平静、放松的心态备孕

想怀时怀不上，不想怀时却有了

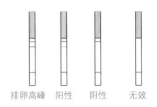

排卵高峰　阳性　阴性　无效

以前门诊来过一个女孩子，已经备孕好几个月了，检查也没什么问题，不知道为什么总怀不上。她特别焦虑，还有点委屈，说各种方法都试过了，天天测体温，找排卵期，而且每次一到排卵期不管她老公在干什么，都要叫他回去。时间长了，老公不仅对"造人"失去了信心，还对她越来越冷淡。后来我建议她暂时别想着怀孕，出去旅行，看看别处的风景。过了不久，她再次来时已经怀上了。她说旅行回来后她想通了，把生孩子的计划暂时搁置了，生活又回到了甜蜜的二人世界，谁想到这个小天使就这样突然降临了。

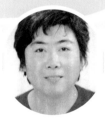

工作多年，遇到类似的情况还不少，同事之间也经常感慨"想怀时怀不上，不想怀时却有了"。这种反差现象，正印证了一个结论，太焦急的心态对受孕没有任何助益，反而平静、放松的心态能让你更快怀上梦寐以求的宝宝。

"体温控""试纸狂"真会影响受孕

有的备孕女性为了找准排卵期，早上眼睛还没睁开就要量体温；晚上的活动也是能推则推，就为了测排卵；整天沉迷于各种数据和检测结果，这样疯狂地监测，把自己搞得紧张兮兮，心力交瘁，都已经忘了自己的根本目的是怀孕。还有的甚至辞职，就为了有更多的时间跑医院，做检查，这都是不可取的。

不宜把备孕当成唯一"正事"

备孕夫妻切忌把要孩子当成唯一"正事"。有些备孕女性天天测体温，总在计算排卵日，空闲时间都在泡各种备孕的论坛。注意力太集中于生孩子这件事情上，任何细微的情况都会在无形中被放大，患得患失，紧张焦虑。

备孕夫妻应把心态调整好，不要过度关注结果，每天保持愉悦的心情，把日常事务安排好，该做什么做什么。只要夫妻双方身体没有问题，宝宝自然会来的。

慎重选择是否做全职妈妈

随着教育越来越倡导示范作用，且孩子 0~3 岁是情商教育的最佳时期，所以，很多女性选择做一个全职妈妈。但这对于妈妈们今后重新就业是个极大的挑战，如果有条件的话，年轻的母亲可以在孩子出生到 1 岁半时在家全职照顾孩子，在一年多的时间里，女性个人的知识和能力也不至于滞后和下降太多。

不论是被动还是主动选择做全职妈妈，都应从个体价值和社会价值等多个方面进行权衡考量，综合考虑长期赋闲家中可能带来的经济上、心理上的压力。

学会放松，好"孕"自然来

对于一直纠结于怀不上的备孕夫妻来说，可以适当转移注意力，不要老想着怀孕这件事。下班后去游个泳，散散步，也可以找个时间出去旅游，使自己的身心得到放松，这个时候身体就会处于极自然的放松状态，好"孕"自然就来了。需要注意的是，K 歌、蹦迪、饮酒、抽烟并不是好的放松方式，尤其不适合备孕夫妻。

释放工作压力

当备孕夫妻处于良好的精神状态时，精力、体力、智力、性功能都处于高峰期，精子和卵子的质量也高，这时候受精，胎宝宝素质也好，有利于优生。而如果压力过大、情绪不好则很可能导致内分泌改变，使身体功能受到不良影响，从而影响怀孕。因此，在备孕期间要放松心情，学会缓解工作压力，以创造出高质量的精子和卵子，孕育出最棒的一胎。

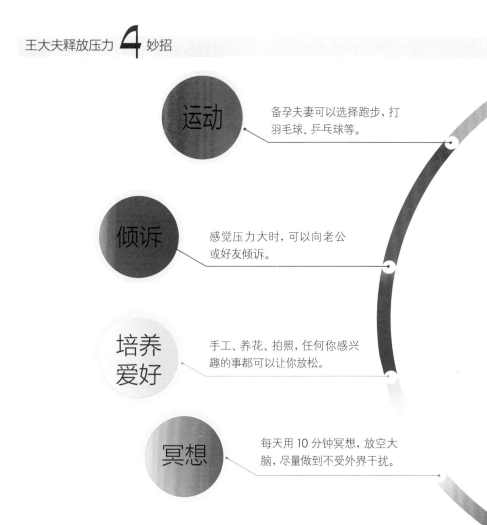

王大夫释放压力 **4** 妙招

运动 备孕夫妻可以选择跑步，打羽毛球、乒乓球等。

倾诉 感觉压力大时，可以向老公或好友倾诉。

培养爱好 手工、养花、拍照，任何你感兴趣的事都可以让你放松。

冥想 每天用 10 分钟冥想，放空大脑，尽量做到不受外界干扰。

孕1月

胎宝宝在长大

第1个月末，胎宝宝相当于5颗黄豆的重量。

先别使劲补，饮食有节制

孕1月，胎宝宝还只是一个很小很小的胚胎，他（她）的发育不需要太多的营养物质，所以，孕妈妈这时不用急于补充营养。

→第32页

用不用穿防辐射服

防辐射服并不像想象中的那么有用，它只对单一来源的辐射有效，并不能阻挡生活中所有的辐射。

→第38页

务必做好热身运动

适当的热身活动可使身体更容易适应常规锻炼的要求。如果不热身，可能引起孕妈妈肌肉痉挛。

→第40页

王大夫说怀孕

孕 1 月是备孕的目标月，也是孕期的开始，想要拥有一个健康、安心的孕期要从这一刻开始留心身边大小事。

以下几点是本月的关键注意事项，孕妈妈可以对照自己的日常生活，自行监督，为自己和胎宝宝的十月之旅打造美好的开端。

生活

不要因为懒惰，把家务活堆在一起。堆积如山的家务会把家庭环境搞得一团糟，而且日后集中处理，易感到疲劳。及时整理家务，创造一个干净清爽的环境，有助于缓解烦躁的心情。

饮食

很多人此时还不知道自己怀孕，饮食和平日没什么差别。不过有备孕计划的夫妻在此时要多吃一些富含钙、铁、锌、叶酸、维生素 C、维生素 E 的食物，如瘦肉、豆腐、海带、鱼、虾、牡蛎、番茄、菠菜、菜花、芝麻、草莓、猕猴桃、西蓝花等。丰富多样的食材和清淡的饮食能够为受精卵着床提供充足的营养和适宜生长的子宫环境。

运动

夫妻双方把自己的工作生活安排一下，这段时间要保持轻松的状态，不可熬夜、加班，多抽出时间做些运动，如散步、慢跑、游泳、瑜伽等，让身心平和、安静，才有利于顺利受孕。

需要特别提醒的是，此时孕妈妈要切忌随意服用药物。不管是外用药，还是内服药都不要轻易使用。如果因为自己的一时疏忽，影响了生育大计，日后会非常懊悔的。如果一定要用药，应询问医生，看是否对受孕有影响。

产检的重要性
还用我再多说吗

产检为母婴健康护航

通常我们在宣布怀孕喜讯的同时，也会反复叮嘱孕妈妈要记得按时来医院进行产前检查。很多人当时答应得很爽快，可等下次来已经错过好几次检查了。有一位姓梁的孕妈妈，怀孕后自己用早孕试纸测试出怀孕结果后也没来医院检查。后来阴道有些出血，也没有及时来医院检查，以为是怀孕后的正常现象。直到孕3月孕吐特别严重才来就诊。经过检查发现是葡萄胎，只能手术清除了。如果她能够在得知怀孕后来医院检查，也就能早点实施手术，不至于多遭2个月的罪了。

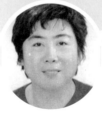

定期产检能及早发现孕妈妈和胎宝宝的异常情况，这样我们也能够及时采取措施治疗。很多时候异常情况都是在产检时发现的，产检在某些时候会对挽救母婴性命起到非常重要的作用，所以孕妈妈及家属都应明白产检的重要性，并重视起来，不要觉得孕妈妈身体一向健康或者没有什么不舒服就不做产检了。

产检为什么很重要

定期的产检，可以检测孕妈妈的身体变化和胎宝宝的发育状况，其重要性不言而喻。因为这些检查是按照胎宝宝发育和母体生理变化特点来制定的，目的是为了查看胎宝宝的发育和母体的健康状况，如有问题能及早诊治，让母子顺利地度过孕期。

产检都什么时候做

整个孕期一般需要进行9~13次产检，如果个别孕妈妈有异常情况，必须按照医生的指导进行复诊或者做进一步的检查。

一般在孕12周开始做第1次正式产检（最好不要超过孕14周），并领取孕妈妈保健手册。如有特殊情况可能要提前。孕3~7月，即孕12~28周，每4周检查1次；孕8~9月，即孕29~36周，每2周检查1次；孕10月，即孕37~40周，每周检查1次。

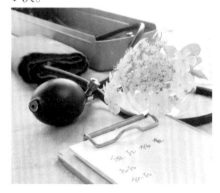

孕 1 月去医院做验孕检查

即便是用早孕试纸验出了已经怀孕，也最好到医院再做个正规的检查，以最终确定是否怀孕，毕竟自己在家验孕是存在误差的，而且还可以顺便向医生询问一下孕期的注意事项。

目前，常见的验孕方式有尿检、血检两种，尿检是通过检测孕妈妈尿液中有无人绒毛膜促性腺激素（HCG）的存在，来判断是否怀孕。

孕妈妈去医院尿检前，需提前了解一些注意事项。送验的尿液最好是清晨第一次的尿液，因为这时的尿液比较浓，含的激素量多，检验结果也比较准确。所以，去医院检查前，最好不要排尿。

血检跟尿检的原理差不多，都是通过体内 HCG 的变化来判断是否怀孕。这是目前最早，也是很准确的检测是否怀孕的检查方式。

王大夫手把手教你看懂报告单

检查报告单上通常会出现很多的数据、符号、字母缩写等，孕妈妈们拿到报告单后总是一脸困惑，完全看不懂说的是什么，没有关系，下面我们会讲一讲报告单上的数据、符号等的意义，帮助孕妈妈解开疑惑。

＊ 看懂尿检报告单

尿检即尿液检查，相当于平常的早孕试纸检查，一般尿液中 HCG 水平达到 10 摩尔 / 毫升，就可能检测出来。晨尿的 HCG 水平最高，可接近血清的水平，因此尿 HCG 检测以清晨的尿液最佳，阳性概率最高。

尿检化验单上一般用阴性（－）和阳性（＋）来表示。一般在性生活后 7~10 天进行检测，如果已经怀孕，检测试纸会出现阳性（＋）反应，检查报告单上会显示（＋）的符号，提示已经怀孕。不过，有些女性由于尿中 HCG 水平较低，检验结果可能呈现弱阳性反应。

宫外孕、不完全流产、葡萄胎等也可出现阳性反应。尿液检查的结果可作为参考，必要时需要进行血液检查来确认是否怀孕。

＊ 看懂血检报告单

血检即血液检查，是目前最早测试是否怀孕的检查方式。血检一般是在性生活后 8~10 天抽血检查 HCG 和黄体酮水平，来明确是否怀孕。

血检报告单上一般包括 HCG 和黄体酮的数值，并提供参考范围。根据检查结果和参考数值可以判断是否怀孕及怀孕周数。

王大夫提醒产检的 **3** 个重要时段

孕 12 周
B 超检查，重点做 NT（即颈后透明带扫描）排畸检查。

孕 16~20 周
做唐氏综合征产前筛选检查，简称唐氏筛查。

孕 20~24 周
"大排畸"，通过彩超检查排除胎宝宝先天畸形。

生活

孕早期营养，
不只是补叶酸这么简单

营养均衡是孕期饮食的总原则

怀孕是一件令全家人都非常高兴的事情，孕妈妈更是成了全家人的"掌上明珠"。婆婆做了各种丰盛的饭菜，妈妈买来各种营养补品，老公殷勤地献上各种零食……然而这样精心呵护下的孕妈妈反倒出现了各种妊娠并发症。

娜娜就是这样的一个例子，孕早期刚过就被查出血压高、血糖高，如果不及时控制和治疗，孕晚期将出现巨大儿、不能顺产等问题，而且不利于产后身体恢复。诊疗结束后，我再次叮嘱娜娜，日常饮食应注意少盐、少油、少糖，杜绝不健康零食，饮食多样化，保证均衡的营养摄入。

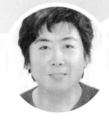

孕早期并不急着大补，饮食上也不必做太大变动，但是要注意营养的均衡，叶酸、蛋白质、维生素、矿物质、碳水化合物一样也不能少。孕妈妈要做的就是增强自己的抵抗力。

先别使劲补，饮食有节制

孕 1 月，胎宝宝还只是一个很小很小的胚胎，他的发育不需要太多的营养物质，所以，孕妈妈这时不用急于补充营养，饮食上也不可过多摄入高热量的食物。每天在饮食中应摄取适量碳水化合物、脂肪、蛋白质、维生素、水、矿物质，为后面受精卵的正常发育做储备。每周吃一两次鱼，每天一两个鸡蛋、200 毫升牛奶和 100~200 克瘦肉，就能满足胎宝宝的发育，而且营养也均衡。

多吃富含叶酸的食物

叶酸是胎宝宝神经发育的关键营养素，而孕早期是胎宝宝中枢神经系统生长发育的关键期。如果在此关键期补充叶酸，可以使胎宝宝患神经管畸形的危险性降低。

孕前要补叶酸，孕后 3 个月内还要继续补充。如果在孕前并没有特别注意补充叶酸，那么此刻孕妈妈必须开始补充叶酸了。一般我们推荐的叶酸增补剂是每片含 0.4 毫克，每天吃 1 片就可以了，同时，孕妈妈也要适当摄入一些富含叶酸的食物，比如绿叶蔬菜、水果、豆类及豆制品、动物肝脏、坚果等。

补充碳水化合物，为胎宝宝提供能量

碳水化合物是人体获取能量的重要来源，在体内被消化后以葡萄糖的形式被吸收。碳水化合物为胎宝宝的生长发育提供热量，维持心脏和神经系统的发育及正常活动。因此，孕早期应保证每日至少摄入 150 克的碳水化合物，才能满足孕妈妈及胎宝宝的正常需要。

米、面含有丰富的碳水化合物，孕妈妈可从每天的主食中摄取一定量的碳水化合物。

叶酸并非补得越多越好

在孕早期，叶酸缺乏会引起胎宝宝神经管畸形及其他的先天性畸形和早产。叶酸在血红蛋白合成中也起着重要作用，如果缺乏会引起母亲巨红细胞性贫血。但是，过量摄入叶酸会导致某些进行性的、未知的神经损害的危险增加。临床显示，孕妈妈对叶酸的日摄入量可耐受上限为 1 毫克，每天摄入 0.4 毫克的叶酸对预防胎宝宝神经管畸形和其他生理缺陷非常有效。

孕期饮食脂肪不可少

在整个怀孕的前期、中期，孕妈妈要补充适量的脂肪，同碳水化合物一起为胎宝宝身体各器官的生长发育提供能量。这也是为孕晚期、分娩以及产褥期做必要的能量储备。孕期的脂肪摄入量以每天 60 克为宜，包括炒菜做饭用的植物油 25 克和其他食物中的脂肪。

海鱼、海虾中含有的多是不饱和脂肪酸，孕妈妈可适量食用。另外坚果类食物，如核桃、花生等也含有丰富的不饱和脂肪酸，对胎宝宝的发育尤为有益。

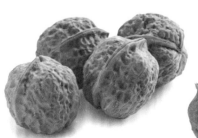

核桃虽好，但脂肪含量高，每天吃三四个就够了。

王大夫对补叶酸的 **3** 点建议

食物补充

深绿色蔬菜中含有天然的叶酸，可适量多吃。

叶酸增补剂

应每日服用叶酸增补剂，坚持补充。

不可过量

过量补充叶酸可能对胎宝宝会造成未知的神经损害。

水也是不容忽视的营养素

经过调查，孕期最容易被忽视的营养有三种，一是水，二是新鲜空气，三是阳光。除了必要的食物营养之外，孕妈妈还需要补水。水占人体体重的 60%，是体液的主要成分，具有调节体内各组织及维持正常物质代谢的功能。但孕妈妈饮水不宜过多，每天以 1 000~1 500 毫升为宜。如果摄入过多，会引起或加重孕期水肿症状。孕妈妈可根据季节和身体状况调节饮水量。

全麦面包、牛奶和水果是营养早餐的好搭配。

保质保量吃好早餐

早餐的重要性不必多说了，孕妈妈不吃早餐，挨饿的可是两个人，这对胎宝宝的生长发育极其不利，所以孕妈妈一定要吃早餐，而且还要吃好。

科学的早餐应是低热量、营养均衡的，碳水化合物、脂肪、蛋白质、维生素、矿物质和水，一样都不能少，还要富含膳食纤维。

全麦制品：包括麦片粥、全麦饼干、全麦面包等。孕妈妈要选择天然的、没有任何糖类或其他添加成分的麦片，同时可以根据自己的喜好搭配一些花生、葡萄干或是蜂蜜。

奶、豆制品：怀孕的时候，孕妈妈每天应该摄取大约 1 000 毫克的钙，大约比平时多 1 倍。奶、豆制品是孕妈妈补钙的好选择，这些食物均富含钙和蛋白质，能满足孕妈妈所需。此外，睡前喝杯牛奶还能帮助睡眠。

蔬菜和水果：蔬菜和水果的种类很多，不同蔬菜水果含有的营养素不同，孕妈妈可以不同种类换着吃。

瘦肉：瘦肉中铁含量丰富且易于被人体吸收。铁在人体血液转运氧气和红细胞合成的过程中起着不可替代的作用。

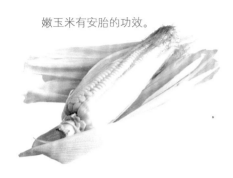

嫩玉米有安胎的功效。

吃嫩玉米安胎

对孕妈妈来说，多吃嫩玉米好处很多，因为嫩玉米粒中丰富的维生素 E 有助于安胎，可用来预防习惯性流产、胎宝宝发育不良等。另外，嫩玉米中所含的维生素 B_1 能增进孕妈妈食欲，促进胎宝宝发育，提高神经系统的功能。嫩玉米中还含有丰富的膳食纤维，能加速致癌物质和其他毒素排出体内，孕妈妈孕期便秘时食用，可起到缓解便秘的作用。

选自己喜欢吃的

在不影响营养的情况下，孕妈妈可以选择自己喜欢吃且有利于胎宝宝发育的食物。"专家说了，这个有营养，这个必须多吃"，如果专家推荐的全是自己平时不爱吃的，那可惨了。其实不必这样，选自己喜欢吃的很重要，只要不是孕期特别要忌口的食物都可以，只有胃舒服了，心情才能好。另外，要注意食物品种别太单一，别总是吃那"老几样"就行。

牛奶——补钙高手

孕妈妈孕期要补钙，一方面是满足自身需要，一方面是源源不断地为胎宝宝的生长发育输入营养。孕妈妈补钙的最好方法是喝牛奶。每 100 毫升牛奶中约含有 100 毫克钙，不但其中的钙最容易被吸收，而且磷、钾、镁等多种矿物质和氨基酸的比例也十分合理。每天喝 200~400 毫升牛奶，就能保证钙及其他矿物质的摄入。

不宜吃路边摊

街边的小吃种类繁多，许多年轻夫妻下班后不愿意做饭，往往吃点街边的麻辣烫、铁板烧、烤串就解决了晚餐问题。街边小吃卫生条件差，而且商贩在制作时，为了更方便、快速，往往不会把食物烹制得太熟，如果吃了夹生的肉类，容易感染弓形虫，而且变质的肉类会引起腹痛、腹泻，不利于孕妈妈的健康。

街边的小吃口味重，往往加有大量的味精、盐和辛辣调料，而且坐在街边吃东西，灰尘、尾气都比较多，不利于健康。

嘴再馋，螃蟹也不能吃

螃蟹是孕期不宜吃的食物，因为螃蟹性寒凉，活血祛瘀，可使胎气不安，起到动胎的作用，也很有可能导致流产。而且螃蟹体内易留有寄生虫，有些是用催生素喂大的，其中有激素成分，这些对孕妈妈和胎宝宝都会产生不利影响。

所以孕妈妈最好克制一下自己，尤其患有妊娠高血压疾病、妊娠糖尿病、脾胃虚寒、消化不良的孕妈妈，更要禁止吃螃蟹。

职场孕妈妈也应按时吃饭

很多职场孕妈妈因为工作繁忙，早上常常不吃饭就去上班，白天也不按时吃饭，而晚上则会吃一顿大餐。这会导致体内新陈代谢紊乱，空腹血糖水平升高，长此下去，可能会导致妊娠糖尿病、妊娠期肥胖，甚至引发妊娠高血压等疾病。

吃饭不规律，容易损害胃，从而降低孕妈妈和胎宝宝的抵抗力。当孕妈妈感到饥饿时，胃里其实早已排空，此时胃液就会对胃黏膜进行"消化"，容易引起胃炎和消化性溃疡。不按时吃饭，还会使孕妈妈感到倦怠、疲劳，从而影响胎宝宝的发育。

生活

怀孕后想想有没有"做错事"

远离危险因素，保证胎宝宝健康

每天在产科门诊里忙碌，看到孕妈妈们的检查单据一切正常，自己心里也是非常愉快的。然而，有一位年轻的姑娘递给我的检查单上，弓形虫一栏的检查结果是阳性。我的心头不免一紧，快速了解了一下她的情况。原来她家里一直养猫，当时孕9周，之前检查一切正常，期间也没有感冒发热的症状，但是检查结果是弓形虫感染，胎宝宝可能存在畸形。面对这样的结果，她眼里泛着泪光，情绪非常低落。之后一段时间，这位孕妈妈经过多方检查，经历了痛苦的抉择，最终选择了引产。

借此，希望孕妈妈们在孕期远离生活中可能存在的危险因素，以保障胎宝宝健康发育。

升级为孕妈妈后应注意仔细检查自己的生活、工作环境以及自己的生活习惯，避开那些会影响胎宝宝发育的危险因素，比如生活中的辐射污染、噪声污染以及对人体有危害的农药和化学物质等。

宠物寄养还是留下，早做决定

宠物身上有一种叫作弓形虫的寄生虫，孕妈妈一旦受感染，将直接影响胎宝宝发育。因此以往观点认为，怀孕后只得将朝夕相伴的宠物长期寄养或送人，但事实上，这种全面否定的观点并不正确。

决定宠物"去"与"留"的标准是备孕女性体内是否有弓形虫抗体。体内的弓形虫抗体一般是感染过弓形虫的人产生的免疫抗体。如果怀孕前感染过弓形虫，怀孕后即使再次感染，因为体内有弓形虫抗体，也不会对胎宝宝造成影响。这时孕妈妈就不必忍痛将情同"亲人"的宠物送走了，只要严格注意卫生，避免再次感染就可以了。

若孕妈妈在怀孕前没有感染过弓形虫，在怀孕期间发生原发性感染就有可能传染给胎宝宝。这种情况下，最好还是将宠物长期寄养或送人。

宠物身上有弓形虫，孕妈妈要谨慎对待。

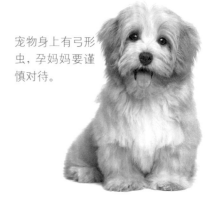

为自己打造舒适的办公环境

许多孕妈妈怀孕后仍在工作，这时候就要注意办公环境的整洁和卫生了。职场孕妈妈每天至少有七八个小时是待在办公室的，如果这里的环境不好，对胎宝宝的健康也是不利的。每天上班前清洁下桌面和电脑，早上到了办公室先开窗通风10分钟，都能很好地改善办公环境。另外，每过一两个小时到办公室外面走走，呼吸下新鲜空气也是很有必要的。

远离噪声

噪声可影响孕妈妈的中枢神经系统的机能活动，导致烦闷、紧张，呼吸和心率增快，心肺负担加重，头痛、失眠，消化功能受损、免疫力下降，易患病毒或细菌感染性疾病，这些都会导致流产。如果孕妈妈工作的环境噪声比较大或比较嘈杂，怀孕后就要考虑调换工作岗位或暂时停止工作了。

盐水泡果蔬，农药少残留

孕妈妈如果食用被农药污染的蔬菜、水果后，极易导致基因正常控制过程发生转向或胎宝宝生长迟缓。所以孕妈妈在食用蔬果之前，用盐水浸泡30分钟，清洗后食用。

远离有害的工作岗位

怀孕期间孕妈妈应尽量避免从事化工生产工作、经常接触辐射的工作及其他有可能对胎宝宝不利的工作。

＊ 化工生产工作：

经常接触有毒化学物质，或经常接触铅、镉、甲基汞等重金属，会增加流产和死胎的发生概率。

＊ 经常接触辐射的工作：

辐射虽然看不见摸不着，但它对孕妈妈和胎宝宝的损害却很严重，如医疗或工业生产放射室、电离辐射研究以及电视机生产等。

＊ 医务工作：

在传染病流行期间，医务人员容易因密切接触患者而被感染，而风疹病毒、流感病毒、麻疹病毒、水痘病毒对胎宝宝的发育影响较为严重。

＊ 高温作业、振动作业、在噪声环境中工作、长期站立工作：

这些都不适合孕妈妈，怀孕后最好调离原工作岗位。

王大夫对食品安全的 **3** 个建议：

应到品质有保障的大超市购买新鲜食材。

注意查看保质期，过期食品不要吃。

先用盐水浸泡，多次清水冲洗。

不要让辐射伤到腹中的胎宝宝

我们在日常生活中无可避免地要接触到各种辐射，因此孕妈妈就要特别注意，不要让那些看不见的隐形辐射影响了自己和胎宝宝的健康。

尤其像医院放射科的医生，尽管在医院的照片室里面安装有较厚的防护门可以隔绝大部分的辐射，但并不是所有辐射都能被阻挡。为了以防万一，建议在准备怀孕时就申请调离放射科。

还有就是每天面对电脑工作的孕妈妈，要采取必要的措施，以防辐射，并且尽量减少在电脑前工作的时间，每隔 2 个小时就要离开电脑活动一下。下班回家后要少看电视，并与电视、微波炉等有辐射的家用电器保持 1 米以上的距离。

用不用穿防辐射服

现代办公多用电脑，很多孕期女性担心胎宝宝受到辐射影响。在孕期，甚至孕前就开始穿防辐射服了。但实际上防辐射服并不像它所宣传的那么有用。有实验证明，目前市场上的防辐射服只对单一来源的辐射有效。单一来源辐射就是指一对一的辐射关系，比如将手机放到折好的防辐射服里，手机很可能没有信号，然而这不能证明防辐射服在生活中能阻挡所有的辐射。

生活中的辐射环境是复杂的，你的前后左右都有辐射来源。在这种状态下，辐射在防辐射服内经过反射，信号反而被防辐射服收集，加大了防辐射服内的辐射量。这个结果也已得到了实验证明。

不过，已经开始穿防辐射服的孕妈妈们也不必担心。由于现代技术的发展，各种电器的辐射量都远远低于安全标准，即使穿上防辐射服也是安全的。

不要穿高跟鞋了

许多女性喜欢穿高跟鞋，长期穿高跟鞋容易产生腰痛、脚痛等不适症状，还可能会改变骨盆的形状，对胎宝宝有影响。当穿高跟鞋走路、站立时，腹部需要用力，怀孕初期胚胎着床还不稳，很容易造成流产。

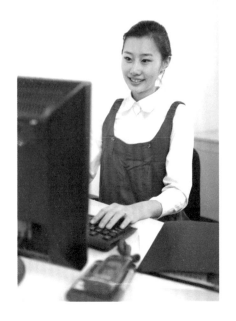

不要穿紧身衣裤

过紧的衣裤会对子宫及输卵管的四周产生极大压力，引起血液循环不畅。当脱去过紧的衣裤时，输卵管的压力会减弱，但子宫仍会保持一段时间压力。长期如此，会导致子宫内膜异位症。

此时的孕妈妈也不宜穿过紧的内裤。由于女性的生理特点，穿过紧的内裤，容易使肛门、阴道分泌物中的病菌进入阴道或尿道，引起泌尿系统感染。

换掉你的护肤品

大多数孕妈妈怀孕后还在用原来的护肤品或化妆品，也有的孕妈妈停用了所有的化妆品，包括护肤品，这都是不科学的。孕妈妈可以选择没有刺激成分、不含香料的保湿润肤品，也就是人们常说的"基础类保养品"。现在市面上有专门的孕妈妈专用护肤品，孕妈妈需要到正规商场或超市选择正规品牌的产品。

胎宝宝不喜欢口红和唇膏。口红和唇膏会吸附空气中各种对人体有害的重金属元素，还可能吸附大肠杆菌等，它们都有可能通过口腔进入体内，对孕妈妈和胎宝宝产生不利影响。孕妈妈可通过多喝水，或用棉签蘸温水轻擦嘴唇，来防唇部干燥。

怀孕的前3个月孕妈妈尤其不能用美白祛斑的化妆品。皮肤美白及祛斑类化妆品中，含有有毒的化学物质，这些有毒物质经胎盘转运给胎宝宝，使细胞生长和胚胎发育速度减慢，导致胚胎发育异常。

怀孕后性生活要等一等

孕早期，孕妈妈的性生活宜谨慎进行。因为在孕早期，受精卵刚刚着床，早期胎盘附着还不够稳固，此时进行性生活，若动作过猛易导致子宫受伤和出血，也易影响胚胎着床。

大部分孕妈妈在怀孕后对性生活的兴趣会大大降低，此时准爸爸应体谅孕妈妈的心情。一般说来，孕1~3月和孕8~10月是禁止性生活的，在孕4~7月可以有适度、轻柔的性生活。需要特别提醒的是，孕期性生活一定要注意卫生。不卫生的性生活将直接影响胎宝宝的发育。

禁用彩妆

首先孕妈妈不能使用指甲油、洗甲水等彩妆，因为指甲油以及洗甲水含有一种名叫酞酸酯的物质，不仅对人的健康十分有害，而且容易引起孕妈妈流产及生出畸形儿，尤其是男宝宝，更容易受"伤害"。另外，不能使用脱毛膏，脱毛膏会对胎宝宝产生有害影响。孕妈妈最好用脱毛蜡纸或者专用剃刀。还要注意眼影、睫毛膏、腮红、眼线液等，这些都属于彩妆，孕妈妈是不可以用的。眉毛可以用修眉刀修出眉形，睫毛可以使用睫毛夹。

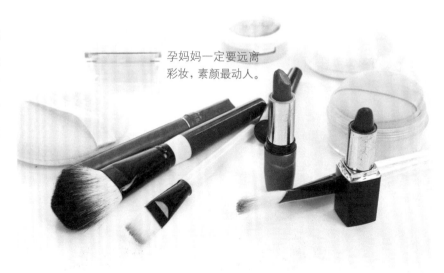

孕妈妈一定要远离彩妆，素颜最动人。

孕期适当运动，升级魅力辣妈

孕期适当控制体重，好过产后努力减肥

许多新妈妈在生孩子后抱怨身材走样，以前那些衣服都穿不了了，所有衣服都要重新买。不仅花费了大量的钱财，而且衣服穿上身效果也不理想。其实想要避免这样的结局，可以在孕期合理安排饮食、适当运动，这样就可以将孕期体重控制在合理范围，产后也比较容易恢复孕前的身材。姣好的身材才是产后新妈妈们最美丽的衣裳。

注意运动细节，安全第一

虽说运动对孕妈妈和胎宝宝都很有益处，也有越来越多的孕妈妈开始加入到运动的行列中来，但是需要注意的是，孕妈妈在做运动的时候一定要提前了解安全注意事项，做好运动准备，保证自身和胎宝宝的健康和安全，避免危险的发生。

运动前务必做好热身运动

适当的热身运动可使身体更容易适应常规锻炼的要求。热身有助于减轻紧张感，慢慢地活动肌肉和关节，可防止肌肉过度伸展，减少受伤的概率。这样能刺激血液循环，使孕妈妈和胎宝宝供氧充足。如果不热身，可能引起孕妈妈肌肉痉挛。

热身运动大约需要 3 分钟，身体才会意识到它需要向肌肉运送多少血液。热身运动应持续 5~10 分钟，并应伴以主要肌肉群的拉伸活动。

这些运动不要做

此时胎宝宝着床还不稳定，虽然提倡运动，但不是所有的运动都适合这个时候做。本月宜做一些舒缓、柔和的运动，如伸展运动、游泳、慢舞、孕妇瑜伽等。

但是一些需大力跳跃、震动性很大的运动，如跳绳、踢毽子、骑自行车等；快速移动或者突然改变方向的运动，如快跑、网球、羽毛球、乒乓球等；所有竞技运动，如骑马、跆拳道等；以及压迫腹部的运动，如仰卧起坐、屈腿上抬等，以上这些运动在孕期都不宜做。

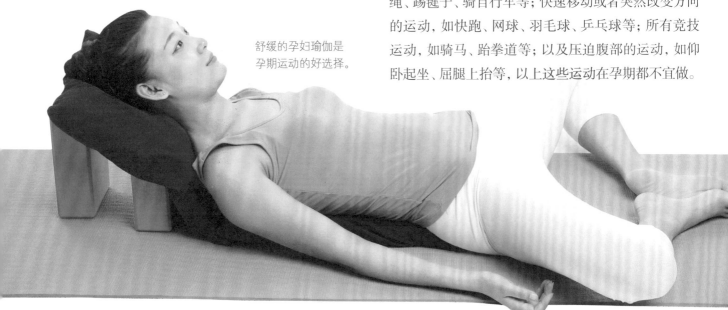

舒缓的孕妇瑜伽是孕期运动的好选择。

孕妈妈体操：跪立运动

从现在开始就锻炼腿部，不仅有利于预防大腿内侧和外侧出现妊娠纹，还有利于增强腿部力量，为顺利分娩做准备。除此之外，这套动作还有利于提高骨盆关节的灵活性，促进孕妈妈顺产。

1 运动强度 ★
运动强度不大，如果做时间长了，心率会加快。

2 运动时间
饭后不宜练习，其他时间可随时练习。

3 运动次数
一天可以练两三次，根据自己的情况而定。

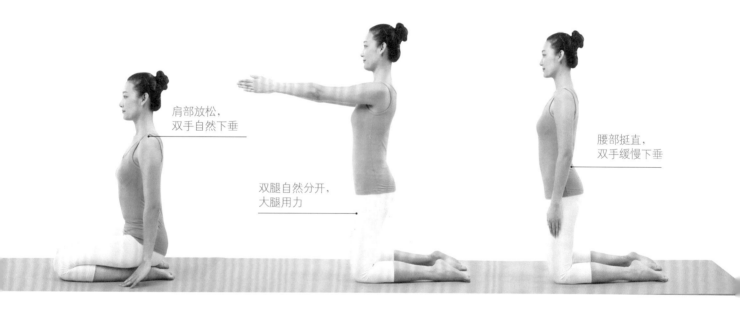

肩部放松，
双手自然下垂

双腿自然分开，
大腿用力

腰部挺直，
双手缓慢下垂

1 首先双腿自然跪立在垫子上，跪立时双腿间距离不要太小，也不要太大。然后跪坐在双脚上，双手自然放于身体两旁，调整呼吸。

2 身体慢慢向前、向上运动，跪立起来，同时双手缓慢朝前抬起，至与肩平。做此动作时不要太急，以大腿的力量控制身体的速度，以手臂的力量控制手的速度。

3 双手缓慢收回，然后慢慢跪坐下来。每次做5~10组。感觉膝盖疲劳时可酌情少做几组，也可以在膝盖下垫个厚一点儿的垫子。

心理

怀孕后，
内心要足够强大

放松心态，快乐孕育

怀孕对很多人来说都是非常美妙的体验，然而十月怀胎的路上并不总是事事如意的。一些孕妈妈在听到我说检查结果有些异常时，常常特别紧张。

小芸夫妇都是独生子女，这是小芸第 1 次怀孕。孕 16 周例行产检发现她的空腹血糖值微偏高。我叮嘱她要少吃甜食，多运动。她非常担心地问"对胎宝宝有没有影响啊""血糖偏高就是糖尿病吗""宝宝生下来会不会遗传啊"……其实这一次血糖值微偏高并不能说明什么问题，孕妈妈无需担心。

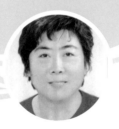

这一类孕妈妈属于心思特别细腻，联想又特别丰富的，往往把出现危险的概率无限放大，导致孕期一直处于担心、害怕、恐惧之中。要知道胎宝宝的大脑在发育之初，就能感受到强烈的情感，能对各种情绪形成印象，这些印象能持续影响孩子的一生。放松的心态，积极、乐观的情绪能更好地刺激胎宝宝的大脑发育，让他更健康、更聪明。

不要过多想象

孕早期，孕妈妈的心理变化较为显著，表现为情感多变，经常处于矛盾、烦恼、抑郁、焦虑和疑虑之中；心理变得脆弱，容易激动，依赖性增强；对于自己能否胜任孕育宝宝和胎宝宝是否正常总是持怀疑态度；对自己曾接触过某些不利因素如射线、药物、电脑等过度忧虑；担心会造成流产或对胎宝宝发育不利等。

孕期不好的问题百分之八九十的孕妈妈是不会遇到的，不要总是想象那些不好的事情会落在自己身上，这样的情绪对孕妈妈和胎宝宝都不利。孕育是自然赋予女性最好的一份礼物，孕妈妈不应将它想象成是打怪通关一样凶险的事情，而应视它为水到渠成、自然而然的事情。

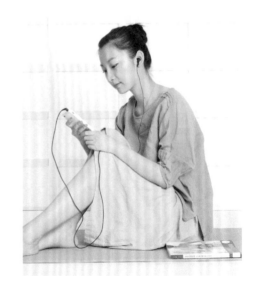

习惯性流产，不宜过度紧张

很多习惯性流产的女性在怀孕后常常担惊受怕，生怕一不小心又流产了，其实这样反而容易造成心理压力过大，更易造成流产。习惯性流产的原因很多，除了母体、胎宝宝、外界等多种因素外，孕妈妈情绪过度紧张也会导致习惯性流产。

孕妈妈情绪紧张会破坏原来的稳定状态，使体内神经免疫及内分泌发生紊乱，特别是孕激素的改变易使正常怀孕发生改变。而孕激素是保证胚胎发育的重要激素，与下丘脑有密切关系。

实验证明，人的情绪变化与大脑边缘系统特别是下丘脑有关，情绪变化将会间接影响内分泌的相对稳定状态。当孕妈妈情绪处于长期紧张状态时，体内孕激素水平降低，胎盘发育不良，这都不利于胚胎发育。况且子宫处于高敏感状态，很轻的刺激就会促使子宫收缩，从而诱发流产。

习惯性流产的孕妈妈应特别注意对心理的治疗，增强对生育的心理承受能力。还应适当听听音乐、欣赏画展、做做手工、读一本好书，以放松紧张的情绪。

万一不能保胎，要做好心理建设

虽然我们都希望孕妈妈能够顺利地孕育宝宝，但是有些情况下，如发现染色体异常、胎盘病毒感染等问题，孕妈妈不可盲目保胎，要努力让自己接受流产的事实。只要选择正规的医院，人流对身体健康和再孕并没有太大影响。经过一段时间的休息，待医生确认身体得到恢复之后，再计划怀孕就可以了。

但是面对需要流产的结果，孕妈妈会产生抑郁、沮丧、哭泣、烦躁、失眠等一系列精神症状。为了使孕妈妈在人流术后能够得到更好的恢复，孕妈妈及家人应做好心理建设。

家人无论心情如何悲痛，都不能责备孕妈妈，她才是最不想看到这样结果的人，应体谅她此时的心情，开导她以后的生活还要继续。

孕妈妈可以寻求适当的宣泄方式，如哭泣和倾诉等，来疏解自己糟糕的情绪，让自己的心情慢慢恢复平静。

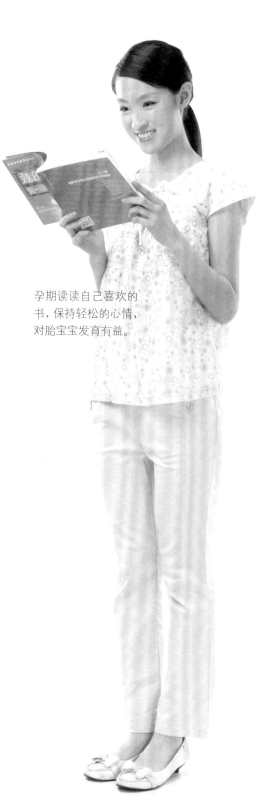

孕期读读自己喜欢的书，保持轻松的心情，对胎宝宝发育有益。

大龄孕妈妈必做

＊孕前检查
＊养护卵巢
＊调整饮食
＊适当运动

二胎孕妈妈必知

＊剖宫产术后两年再孕
＊一定要定期产检
＊二胎宝宝别太大
＊提前做大宝工作

双胎孕妈妈必看

＊产检次数会增多
＊合理饮食别乱补
＊勿盲目运动

王大夫独家分享产科故事

对叶酸的误会

一位准备怀孕的姑娘来门诊做孕前检查时，我告诉了她许多注意事项，她听了都没有异议，唯独对"提前3个月服用叶酸"表示反对。她说她以前也服用过叶酸，但是那个月的"大姨妈"就来迟了，害得她连排卵期都算错了。那么，吃叶酸真的会让"大姨妈"迟来吗？答案是否定的。

其实叶酸是代谢方面的物质，不是激素，不会改变月经周期。她可能因为别的原因，比如紧张焦虑，老想着要怀孕，或者碰巧工作压力大，或者内分泌失调等，影响到月经的周期规律，导致月经延迟。但是她只注意到这个月服用了叶酸，却忽视了其他可能会影响月经周期规律的因素。

不仅备孕女性需要补叶酸，备育男性也应该注意补充叶酸。一个健康男性的精子中，有4%的精子染色体异常，而精子染色体异常可能会导致不孕、流产以及婴儿先天性愚型。有研究表明，每天摄入充足叶酸的男性，其染色体异常的精子所占比例明显低于叶酸摄入量低的男性。所以说男性也应补充叶酸，不仅能降低染色体异常的精子所占的比例，而且对优生优育也有着重要意义。

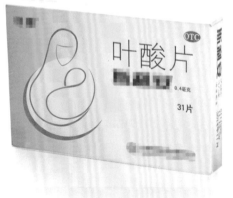

备孕男女都应该提前3个月补充叶酸。

　　每个医院的产科门诊和病房都是一个有爱流淌的地方，因为这是迎接新生命的起点，爱和新生，永远都充满着朝气和温情，发生在这里的每一个故事也都是有爱且鲜活的。

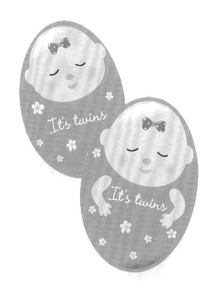

异地夫妻怀娃艰辛路

　　有一位姑娘今年25岁，正是怀娃的好年纪，可是，她来是想查一查子宫、卵巢是否有问题。原来她结婚三年了，一直没有怀上宝宝。检查结果显示，她的子宫、卵巢都很正常。我建议她让她老公来做一次检查。

　　她为难地说："我老公在国外工作，大概三四个月才回来一次。回来在家也待不了几天。"听到这里，我似乎找到了她一直没有怀上宝宝的原因。我说："那你们这样的情况，是比较不好怀上的。首先是同房次数太少，再者撞上排卵期的概率很小。另外，如果你老公长时间没有性生活，也没有人工排精，体内的精子就会老化，失去活力，精子质量不达标。这种老化的精子不容易让妻子受孕，即使受孕了，也容易造成胎宝宝智力低下、畸形或导致流产。所以我建议你们，不要着急怀孕，先要改善你老公的精子质量。"

　　她听了觉得很有道理，自己之前却没有想到这个问题，问我具体要怎么做。提高精子质量需要从养成良好的生活习惯开始。适量的健身运动可调节人体自主神经的功能，使男性体内雄性激素、睾酮含量增多，性欲大大增强，精子活力增强、数量增多。

　　还有，不要熬夜工作。许多工作本身并不会导致不孕不育，但是因为强度高、节奏快、压力大，导致许多男性身体健康水平急剧下降，进而影响生育。特别是常常熬夜，精子质量肯定不高。

　　戒掉烟酒是一定的。长期吸烟饮酒会对精子的质量造成一定的影响，增加畸形精子的比例。为了保证精子质量，至少应在怀孕前3个月戒掉烟酒。

　　如果有可能，为了怀上宝宝，夫妻还是要共同生活一段时间，保持5~7天有1次性生活。

怀双胎就是一次赚俩！太天真

　　最近总有人来问促排卵药的事情，想怀个双胎，怀一次孕，受一次罪，能赚俩娃，这才叫高效率。每每遇到这样的情况，我免不了跟对方多说几句，天底下哪有掉馅饼的好事，怀娃就像投资，收益愈大，意味着风险也愈大。自然受孕双胞胎咱就不说了。通过外部介入手段怀上的双胞胎，因为对女性身体的过度刺激，更易发生妊娠高血压疾病、妊娠糖尿病、早产等并发症，这在每一本妇产教科书里都写得明明白白、清清楚楚。

孕 2 月

胎宝宝在长大

第 2 个月末，胎宝宝相当于 1 个小红枣的重量。

孕吐期宜随时补充水分

早孕反应严重的孕妈妈，因为剧烈的呕吐容易引起体内的水电解质代谢失衡，所以，要注意补充水分。

→第 53 页

香水有毒，"禁"而远之

香水产品里的化工香料和可能产生的挥发会影响胎宝宝的正常发育。

焦虑的人往往孕吐更厉害

其实剧烈孕吐是由于恐惧、紧张、焦虑等不良情绪引起的，孕妈妈放松心情，精神不要紧张，就可以起到缓解孕吐的作用。

→第 63 页

王大夫说怀孕

孕2月是胎宝宝器官形成的关键期，很容易受外界环境影响，孕妈妈的身体也正处于怀孕适应阶段，所以要格外注意。

{ 以下是孕2月孕妈妈需要注意的关键事项，准爸爸可以对照孕妈妈的日常生活，监督孕妈妈。

营养

不要忘记继续补充叶酸。怀孕的前3个月是胎宝宝神经管发育的关键期，服用叶酸能积极预防胎宝宝神经管畸形，所以一般说来，怀孕的前3个月孕妈妈都要额外补充叶酸，孕妈妈别忘记。

生活

尽量避免生活中的各种不良因素。如烟酒环境、有害化学物质、新装修的房间以及空气不流通的环境等，孕妈妈要尽量避开这些有害环境。

运动

孕早期由于胚胎还不够稳固，孕妈妈生活中应处处小心，但也不必过于谨慎和担心，该工作就工作，保持适当的运动，不仅可以促进身体血液循环，让胎宝宝更加强壮，还有助于孕妈妈孕期管理体重。

饮食

不要擅自进补。孕2月，孕吐可能会在一定程度上影响孕妈妈的胃口，所以此时不必过度控制饮食，以孕妈妈的饮食喜好为主就好，想吃什么就吃什么。等进入孕中期，孕吐消失，这时进补也来得及。

怀孕初期，孕妈妈很容易感到疲倦、劳累，而得不到休息的身体会影响胎宝宝的生长发育，所以孕妈妈需格外注意休息，避免劳累、剧烈运动。中午的时候，利用午休时间，稍微小睡一会儿，对身体健康更有益。

不可忽视常规产检

孕妈妈每次去医院产检都会验尿、测体重、测血压等,这些都是例行的检查项目。孕妈妈在每次产检时可以提前了解一下产检需要检查的项目和注意事项,做到心中有数,不仅方便检查,还能节省时间。

孕 2 月产检项目

☐ B 超检查

☐ 血常规检查(血红蛋白及血细胞比容的检查,检查是否有贫血现象)

☐ 体重及血压检查

☐ 尿常规检查(检查是否患有肾脏疾病)

☐ 妇科检查(检查宫颈和阴道黏膜是否着色、充血)

☐ 与医生讨论孕期心情的变化和自己关心的问题

(以上项目可作为孕妈妈产检参考,具体产检项目以医院及医生提供的建议为准。)

产检省时省力小妙招

孕妈妈在去医院检查前,提前了解一下产检注意事项,会让孕妈妈省去不少麻烦。虽然本月还没有开始正式产检,但是常规检查是必须要做的。

这个月做 B 超检查,需要憋尿而且要使膀胱非常充盈,才能更好地看清子宫内的情形。过了孕 2 月,就不需要憋尿了。在孕 3 月后做 B 超检查,当医生需要给孕妈妈检查肝、肾、脾等脏器时,才需要事先憋尿。

因为 B 超检查需要露出腹部,孕妈妈的衣着宜宽松、易脱。宽松的衣物方便穿脱,能节省时间,也能让孕妈妈本来紧张的心情放松一点,但最好不要穿连衣裙。

需要验血的检查,有些医院不是每天都能做,需提前咨询好。

在留取尿液时,孕妈妈应注意,将中段尿液保留,这样监测的结果最牢靠。女性的尿道口和阴道口比较近,如不注意的话,尿液往往会被白带污染,不能真实地反映尿液的情况,所以最好留取中段尿。

产检前孕妈妈不要吃易产气的食物,如牛奶、红薯等,避免进食后产生气体,在 B 超检查时阻碍超声波的穿透,造成所检脏器显像不清。

王大夫手把手教你看懂报告单

孕 7 周左右，除了妇科常规检查之外，通过 B 超可以确认是否怀孕及宫内妊娠是否正常。如果记不清末次月经时间，B 超检查也可判断怀孕时间。根据 B 超检查结果，可计算出胎囊大小、胎宝宝头臀的长度、有无胎心搏动及卵黄囊的情况，从而及时发现胚胎发育的异常情况。通过胎宝宝头臀的长度还可以判断怀孕周数及推测预产期。

* 看懂本月 B 超检查报告单

本月的 B 超检查，孕妈妈要留意以下几个指标。

胎囊（GS）：只在孕早期出现，主要用于判定孕 7~12 周胎龄，位于子宫的宫底、前壁、后壁、上部或中部，形态圆形或椭圆形、清晰的为正常；不规则形、模糊，位于子宫下部的为异常。伴有腹痛或阴道流血时，则有流产的征兆。

一般停经 35 天左右，通过 B 超即可看到胎囊。孕 6 周时，胎囊检出率为 100%，胎囊直径约为 2 厘米，孕 10 周时约为 5 厘米。

由于排卵日期有前有后，因此，同样的孕周，胎囊大小会有所不同，具体情况可咨询医生。一般 B 超单上胎囊大小用"25 毫米 ×28 毫米 ×39 毫米"这样来表示，分别表示胎囊的长、宽、高。

胎芽：孕 2 月做 B 超检查，可以看到胎芽为正常。如果胎囊大于 3.5 厘米而没有看到胎芽，为不正常，此时应结合血检来综合考虑。看不到胎芽的原因很多，排卵期推后，孕激素不够，胚胎本身质量问题等。没有胎芽，可卧床休息，过两周再检查，若还是没有，可能是胚胎质量问题，不宜盲目保胎。孕妈妈应保持平和的心态，理智地面对问题。

胎心：孕 2 月，通过 B 超检测到胎心为正常。早期的胚胎时期，通过 B 超能够看到心管搏动，为正常，最早可在孕 6~8 周（自末次月经算起）出现。如孕 10 周还未检测到心管搏动，在排除了末次月经日期错误的情况下，可断定胚胎停止发育，这可能是胚胎自身质量不好，自然淘汰的结果。

胎盘（PL）：胎囊消失后，见到月牙形的胎盘形成为正常。观察胎盘位置，从而预测顺产机会。

子宫：通过医生触摸或 B 超检查，可看到子宫是否增大，是否变得柔软。

彩色多普勒超声诊断报告单

姓名：	性别：女	年龄：31岁	检查号：201104170027
来源：门诊	临床科室：妇产科	住院号：	床号：
仪器型号：PHILIPS IE33		检查部位：〈妊娠子宫〉	

检查参数：

检查图象：

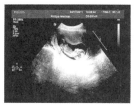

检查所见：　宫内胎儿双顶径2.0cm，头围8.55cm，腹围7.34cm，脊柱排列未见异常，股骨长 0.9cm，肱骨长0.87cm，胎心169次/分，胎动好，胎儿颈后透明隔（NT值）厚度：1.2mm。
　　　　　　胎盘后壁，厚1.4cm，内部回声均匀。
　　　　　　羊水暗区深：2.5cm　　透声好

检查提示：　宫内中孕，单活胎
　　　　　　超声孕周：13周4天

诊断医生：
检查时间：

这样吃，止吐又营养

孕吐不能乱止吐

孕吐这件事虽然不大，但却给孕妈妈的生活带来了麻烦和烦扰，所以民间流传很多治疗孕吐的偏方。比如给孕妈妈煮一只乌鸡，让孕妈妈吃头、身、尾上的一块肉，或者煮藕汁奶糊等。这些还是比较好的，对孕妈妈和胎宝宝不会造成伤害。但是有一位孕妈妈却被偏方害惨了。

当时，这位孕妈妈是被她婆婆搀着进入诊室的，我看她脸色苍白，双手捂着肚子，便问她婆婆是怎么回事。原来，这位孕妈妈孕吐特别厉害，吃什么吐什么，**婆婆看着也心疼，便找人问来了个偏方，用生姜和韭菜榨汁给她喝。没想到孕吐没有好转，反而弄得她胃痛、胃灼热了。**

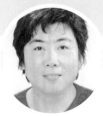

其实孕吐的发生有许多因素，如体内激素的改变、心情的变化、嗅觉变灵敏了、缺乏维生素 B_6 等都可能诱发孕吐。孕吐严重到吃什么吐什么的程度，最好到医院打点滴，补充能量。不要轻易服用民间偏方，如果里面含有活血化瘀作用的中药或食材，对孕妈妈和胎宝宝是非常不利的。

吃点酸味食物

孕吐严重的孕妈妈吃点口味酸的食物，有助于缓解孕吐。这是因为酸味能够刺激胃液分泌，提高消化酶的活力，促进胃肠蠕动，增加食欲，利于食物的消化吸收。

喜欢吃酸的孕妈妈，最好选择既有酸味又营养丰富的天然酸味食物，如番茄、樱桃、杨梅、石榴、橘子、青苹果等新鲜蔬果。也可以每天喝一杯酸奶，这样既能改善胃和肠道的不适，也可增进食欲，加强营养，有利于胎宝宝的生长，一举多得。

最好不要吃加工过的酸味食物，如咸菜、腌制梅子等。另外，多喝水也有助于缓解孕吐。

柠檬水、蜂蜜水，补水又止吐

孕吐严重的孕妈妈应警惕身体缺水，因为剧烈的呕吐容易引起体内的水电解质代谢失衡，所以，要注意多补充水分，柠檬水、蜂蜜水不仅能够补水，还能让孕妈妈更美丽。平时要多吃新鲜水果和蔬菜，饮食不可过咸，应多食用清淡可口、易消化的米粥和汤类。

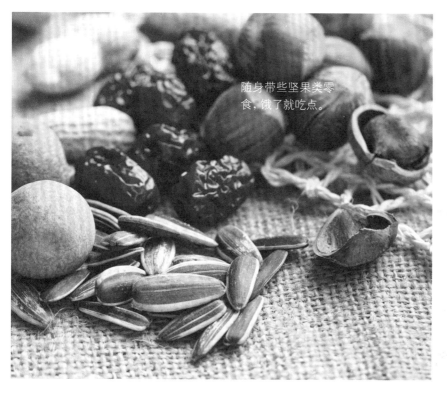

随身带些坚果类零食，饿了就吃点。

清淡的饭菜更可口

孕吐比较严重的孕妈妈可以选择一些清淡的饭菜。如果胃口实在不佳，建议早餐喝点清淡的汤粥，既能补充营养又能补水，还能提高食欲。麻酱油麦菜、凉拌黄瓜、什锦沙拉……这些菜是不是听起来就很有胃口呢？凉拌菜少油、不腻，更适合早孕反应严重的孕妈妈，而且通常都有鲜艳清新的色彩，口感也凉爽适口，能很好地提升孕妈妈的胃口。凉拌菜不经过高温烹饪，能更好地保持蔬菜中的营养成分，让孕妈妈和胎宝宝更好地吸收。

用健康零食补充营养

孕妈妈的营养均衡很重要，要注意粗细搭配、干稀搭配、荤素搭配。合理的饮食搭配会促进孕妈妈的食欲，同时也能满足各种营养的需求。孕吐严重的孕妈妈，可以随身携带些瓜子、松子、腰果等坚果类小零食，饿了就吃一点，不仅能补充营养，抵消饥饿感，还可以缓解孕吐。

素食虽好，不能长期吃

孕妈妈这个月的早孕反应会比较大，不喜欢荤腥油腻，喜欢吃素食，这种做法可以理解，但是孕期长期吃素就会对胎宝宝形成不利影响。母体营养摄入不足，势必造成胎宝宝的营养不良。素食中含维生素较多，但是普遍缺乏一种叫牛磺酸的营养成分。需要从肉类食物中摄入一定量的牛磺酸，以维持正常的生理功能，如果缺乏牛磺酸，会对胎宝宝的视网膜造成不利影响。

王大夫止吐 **3** 妙招

凉拌菜
常温状态下的凉拌菜气味小，不容易感到恶心。

姜糖茶
姜能让胃部感觉舒服，可适当喝姜糖茶。

维生素B$_6$
口服维生素B$_6$，可缓解孕吐症状。

豆类富含优质蛋白质和氨基酸，孕妈妈可以多吃些。

适量吃豆类食品

由于这个月孕妈妈的孕吐比较严重，对豆类食品中的"生豆气"比较敏感，但是这个时候还是应该克服心理上的排斥，适当摄入豆类食品，如豆腐及豆制品。豆类食品中富含有人体所需的优质蛋白质和8种必需氨基酸，其中谷氨酸、天冬氨酸、赖氨酸等含量是大米中含量的6~12倍。其中，黄豆富含磷脂，不含胆固醇，是不折不扣的健脑食品，孕妈妈可以多吃些。

提高食欲，少吃多餐

恶心、呕吐让孕妈妈觉得吃什么都不香，甚至吃了就想吐。为了提高孕妈妈的食欲，可以在烹调食物的过程中，通过菜品的丰富多样、烹调的花样翻新、改变就餐环境，甚至切出可爱的食物形状等方法来提高孕妈妈的食欲。如果孕吐比较厉害，比较有效的办法是能吃就吃，少吃多餐。

如果孕妈妈在正餐时间吃不下多少东西，可以在每天上午10点、下午3点、晚上睡前吃些小零食，这样既不会使孕妈妈太过饥饿，也保证了孕妈妈能量的摄入。另外还要注意，孕妈妈不要因为害怕缺乏营养，就强迫自己吃很多，这样得不偿失。在这一时期，想吃什么就吃什么是最好的选择。

孕妈妈爱吃鱼，胎宝宝更聪明

孕妈妈多吃鱼，有益于胎宝宝机体和大脑的健康成长。淡水鱼里常见的有鲈鱼、鲫鱼、草鱼、鲢鱼、黑鱼，深海鱼里的三文鱼、鳟鱼、左口鱼、黄花鱼、鳕鱼、鳗鱼等，都是不错的选择。孕妈妈尽量吃不同种类的鱼，不要只吃一种鱼。保留营养的最佳烹饪方式就是清蒸，用新鲜的鱼炖汤也是保留营养的好方法，并且特别易于消化。

核桃，为胎宝宝提供能量的小助手

核桃富含不饱和脂肪酸、蛋白质、膳食纤维、维生素、铁等，可为胎宝宝提供充足的能量，对胎宝宝大脑、视网膜、皮肤和肾功能的健全都有十分重要的作用。因此，孕妈妈孕早期可以适量吃些核桃，用它当零食或煮粥都是不错的选择。

孕吐期宜随时补充水分

孕吐严重的孕妈妈，很容易因剧烈的呕吐引起体内的水电解质代谢失衡，所以，要随时补充水分，每天保证1000毫升左右的饮水量。饮食以清淡可口、易消化的米粥、汤类为主，还应多吃水果和蔬菜。

宜多吃富含维生素的水果

水果中富含多种维生素。维生素是维持机体正常功能所必需的营养素，也是胎宝宝生长发育必不可少的。孕妈妈缺少维生素会引起机体代谢紊乱，进而对胎宝宝的生长发育造成不良影响。对于刚刚怀孕的孕妈妈来说，多吃一些富含维生素的水果，如苹果、香蕉、樱桃、草莓、橘子等，不但可以减轻早孕反应、促进食欲，而且对胎宝宝的健康发育大有好处。

补充碳水化合物，为胎宝宝提供能量

碳水化合物是人体获取能量的重要来源，在体内被消化后以葡萄糖的形式被吸收。碳水化合物为胎宝宝的生长发育提供热量，维持心脏和神经系统的发育和正常活动。因此，孕早期的孕妈妈应保证每日至少摄入150克的碳水化合物，才能满足孕妈妈及胎宝宝的正常需要。

告别垃圾食品

新鲜的蔬菜和水果、天然的五谷杂粮可以让孕妈妈既健康又能获得充足的营养，而垃圾食品除了填饱肚子之外，只会给肠胃增加更多的负担。所以，为了胎宝宝，也为了自己，孕妈妈最好管住自己的嘴，告别垃圾食品。薯条、虾片、方便面、可乐、火腿等食物最好都不要吃了。

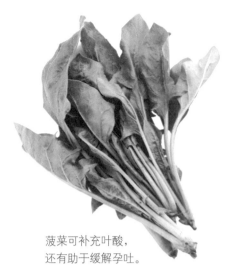

菠菜可补充叶酸，还有助于缓解孕吐。

菠菜补叶酸，但不宜过量食用

菠菜富含叶酸，但草酸的含量也多，草酸会干扰人体对锌、硒、钙等微量元素的吸收，会对孕妈妈和胎宝宝的健康带来危害。如果缺锌，会使孕妈妈没有食欲、味觉下降；如果缺钙，会使孕妈妈睡眠不好、乏力、腰酸背痛等。所以孕妈妈不要过量吃富含草酸的蔬菜。在食用前也最好用开水焯烫一下。

生活

养成好习惯，避免流产危险

自己戒烟还不够，还要提防二手烟

备孕期需要夫妻双方戒烟，而孕期也同样需要戒烟，不仅如此，还要提防二手烟对胎宝宝造成伤害。由于文化程度、家庭等原因，一些孕妈妈不知道二手烟的危害或者根本无法避免被动吸烟。

有位孕妈妈孕3月来产检时，胎宝宝比实际孕周小了近1个月，这有点不太正常。后经多方检查和了解，原因竟然出在准爸爸身上。据孕妈妈说，她老公在备孕时戒了烟，等她怀上后，她老公又吸上烟了。一开始还躲在卫生间吸，后来因为夫妻两人的争吵使矛盾激化，她老公索性明目张胆地在客厅吸烟了。

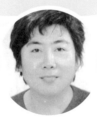

孕妈妈被动吸烟的情况并不鲜见，让孕妈妈吸二手烟，甚至"三手烟"（停留在衣服上的烟味，房间墙壁、衣柜内吸附的烟雾等），常会引起胎宝宝偏小，甚至早期流产；对于怀孕中后期的孕妈妈，则可能会导致胎盘早剥形成大出血。所以孕妈妈在孕期一定要注意远离二手烟。

忌食易流产食物

孕期应选择吃富含各种维生素及微量元素的食品，如各种蔬菜、水果、豆类、蛋类、肉类等；不吃容易导致流产的食物，如薏米、山楂、桂圆、螃蟹、甲鱼等。同时注意饮食卫生，瓜果蔬菜要清洗干净后再吃，以免有农药残留。

避免被动吸烟，保护胎宝宝健康

虽然自己不吸烟，但是如果置身香烟的烟雾中，同样会吸入对人体有害的物质，对胎宝宝发育造成伤害。

如果在单位，可以请吸烟的同事理解你的处境，尽量不要在共同的区域吸烟。避免去公共场所，因为有些环境是你没法改变的。请家人坚决不要在家吸烟，如果有来家做客的客人，也要告知不要吸烟。实在没办法避开有人吸烟的场合，就要坐在空气流通的地方，尽量让自己呼吸到新鲜空气。

孕妈妈要对二手烟说"不"。

充足睡眠助安胎

怀孕了，就要跟以前的夜生活说 byebye 了。熬夜容易使体内的生物钟被打乱，影响胎宝宝的生长发育。孕早期，孕妈妈易疲倦、嗜睡，每天要保证充足的睡眠，另外可每天午睡 30 分钟。

孕妈妈要早睡早起，生活规律。建议每天睡足八九个小时。尤其是晚上 11 点到次日凌晨 4 点这段时间内，一定要保证最佳的睡眠质量。养成有规律的睡眠习惯，晚上在同一时间入睡，早晨在同一时间起床，有助于快速入睡，并保证睡眠质量，这样才能让胎宝宝在孕妈妈的腹中健康发育。

香水有毒，"禁"而远之

在香水广告里，广告商给女性描绘天然香料带来的奇幻享受，但是却不会告诉你香水里的化工香料有多少。事实上，许多香水中添加的化工香料（或称人工香料）都具有一定的毒性，会影响胎宝宝的正常发育。另外，天然香料大部分都有活血通经的作用，对孕妈妈会有一定影响，严重者可能会造成流产。

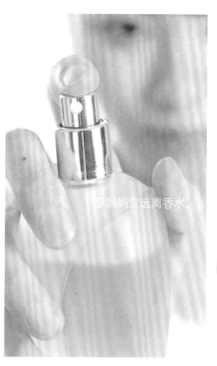
孕妈妈宜远离香水。

孕妈妈自己要避免使用香水，另外在办公室也要避免呼吸"香气"，可以向使用香水的同事婉转表达。很多人并不知道香水对孕妈妈有影响，所以适当地提醒一下是有必要的。平时就把空气净化器放在办公桌旁，在桌子上多放几盆小盆栽，每天早上放一大杯水在桌子上，净化一下周围的空气。如果办公室空气流通比较差，那么孕妈妈可以选择工作一段时间之后便到外面呼吸一下新鲜空气。

王大夫教你助眠 **3** 妙招

联想

闭上眼睛，想象美妙的场景或者可爱的宝宝。

热牛奶

睡前喝一杯热乎乎的牛奶可帮助快速入睡。

太安静的环境，反而没有听着轻音乐更容易入睡。

听音乐

警惕先兆流产

孕 2 月是流产的危险期，孕妈妈要尽可能防止意外，如外伤、腹部撞击、剧烈活动、跌倒等情况。若孕妈妈在本月发现腹部不适，或内裤上有血丝、咖啡色分泌物时，一定要考虑先兆流产的可能。此时，孕妈妈要及时到医院诊查。

小心电磁辐射

孕早期是胚胎发育的关键时期，也是致畸的敏感期，孕妈妈要尽量避免自身过度暴露在辐射环境中，以免对胎宝宝造成影响。

生活中要注意尽量不要使用电磁炉、微波炉；不要经常玩手机，睡觉时不要将手机放在床头或枕边；不要长时间使用电脑；不要经常使用电子设备玩游戏或阅读；使用完电器之后记得拔插头；卧室中尽量少放电器，不可超过3台；在家不要同时开启多个家用电器；不要长时间近距离看电视。

少与复印机打交道

复印机使用时会产生臭氧，使人头痛和眩晕。复印机启动时，还会释放一些有毒的气体。如果孕妈妈的办公室里有一台复印机的话，可以和同事商量，把它放在一个空气流通比较好的地方。

孕妈妈应在电脑旁摆放一盆如仙人掌、波士顿蕨、绿萝这样的植物，能有效吸收电脑辐射，还能调节心情。工作间隙，看看这些绿色植物，能缓解视觉疲劳，为大脑舒压。

同时孕妈妈还要尽可能避免与复印机打交道，复印机的辐射对胎宝宝的影响也不可忽略。怀孕期间就尽量不要操作复印机了，请同事代劳吧。

预防腰背痛

孕3月，孕妈妈逐渐增大的子宫开始给周围器官和肌肉带来压力，加上孕妈妈工作需要久坐，使孕妈妈容易感到腰背酸痛。而随着胎宝宝的成长，这种疼痛还会放射到下肢，引起一侧或两侧腿痛。防止出现这类疼痛最好的方法是保证孕妈妈得到充分休息，尽量避免长久站立，或经常做弯腰的活动。同时孕妈妈还宜穿柔软轻便的低跟鞋或平底鞋，以缓解孕妈妈脊椎的压力，减轻腰背痛的症状。若腰痛厉害，孕妈妈可多摄入钙质丰富的食物，或者用热水袋热敷的方法来缓解腰痛。

感冒头痛，分情况对待

仅有鼻塞、轻微头痛、轻度感冒的孕妈妈一般不需用药，应多饮开水，充分休息，一般很快自愈。如果有高热、烦躁等症状要马上去看医生，在医生指导下采取相应措施对症处理，切不可盲目用退热剂之类的药物。

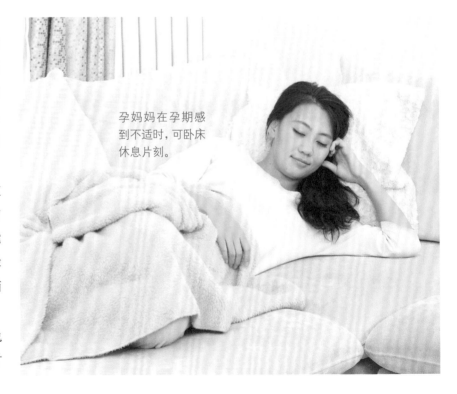

孕妈妈在孕期感到不适时，可卧床休息片刻。

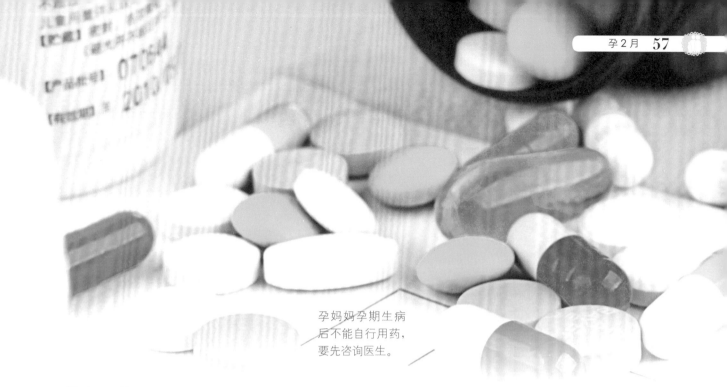

孕妈妈孕期生病后不能自行用药，要先咨询医生。

不可随意用药

孕妈妈和普通人一样，也有可能会遭遇这样或那样的疾病，需要用药的时候该怎么办呢？孕期的用药安全，需要谨慎处理。

不同孕周药物对胎宝宝致畸影响对照表

时间	安全度	致畸程度	是否继续妊娠
孕3周（停经3周）以内	安全	服药不必为致畸担忧	若无任何流产征兆，一般表示药物未对胚胎造成影响，可以继续妊娠；若出现流产征兆后勉强保胎，对母子反而不利
孕3~8周	高度敏感	胚胎对药物的影响最为敏感，有些药物可产生致畸作用，但不一定会引起自然流产	此时应根据药物毒副作用的大小及有关症状加以判断，若出现与此有关的阴道出血，不宜盲目保胎
孕8周至孕4~5个月	中度敏感	胎宝宝对药物的毒副作用较为敏感，但多数不引起自然流产，致畸程度也难以预测	此时是否继续妊娠，应根据药物的毒副作用大小等因素全面考虑，权衡利弊后再作决定
孕5个月以后	低度敏感	一般不会出现明显畸形，但可出现程度不一的发育异常或局限性损害	如果感冒了，要弄清患的是普通感冒还是病毒性感冒。普通感冒宜采用物理疗法，如多喝白开水，保持睡眠充足，多吃水果和绿色蔬菜，注意保暖，一般会减轻乃至痊愈；如果是流行性感冒，并伴有发热等症状，应去医院检查，在医生的指导下根据情况做一些特殊处理，以免胎宝宝受影响

运动

适量运动，应对孕吐

孕吐可以通过运动缓解

孕早期，很多孕妈妈来产检，都会向我咨询如何减轻孕吐，有的干脆让我给开点维生素 B。吃。防治孕吐的方法其实很多，不仅食物可以缓解孕吐，而且运动也可以有效抑制孕吐。天气适宜时，孕妈妈可以到公园散步，每周 3~5 次，运动程度以不觉劳累为宜。散步时，穿软底的运动鞋，不要走得太急，以免对身体震动太大或造成疲劳。跳舞也是不错的运动，能促进身体的血液循环，可以自己在家里跟着音乐起舞，也可以参加舞蹈班；但是要避免跳跃或旋转等剧烈动作。此外，如果身体条件允许，也可以游泳，或做孕妈妈体操；这些都可以有效地减轻孕吐。

不少孕妈妈在孕早期会出现孕吐，严重的几乎每天都吐得一塌糊涂。很多孕妈妈呕吐后，病恹恹地整日卧床，反而使孕吐更严重。其实，孕妈妈适当地做些运动能减轻孕吐。

孕吐厉害时不要强迫自己运动

孕吐厉害时不要强迫自己做运动，可以坐下来休息一会儿，看看周边赏心悦目的事物。也可以置身于户外的美景中，让自己静下心来，细细体会自然世界的美妙，待心情好转后，孕妈妈可以吃一点儿东西，然后再散步回去，这样不但能起到锻炼效果，而且也是不错的胎教方式。

运动间歇时，吃点水果

如果孕妈妈运动不剧烈，只是少量的有氧运动，那么运动间歇可以吃点水果。感觉体力不支时，可以吃香蕉、橙子、枇杷；感觉口干眩晕时，可以吃哈密瓜、草莓、甜瓜；感觉疲劳时，可以吃番茄、葡萄柚、葡萄；感觉四肢无力时，可以吃樱桃、芒果、苹果。但剧烈运动后，不建议立即食用水果，否则会引起胃酸、消化不良等症状。待运动完半小时后，气息均匀了才可吃水果或喝水。

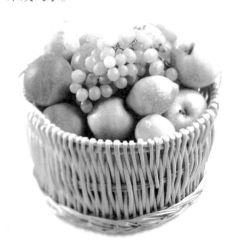

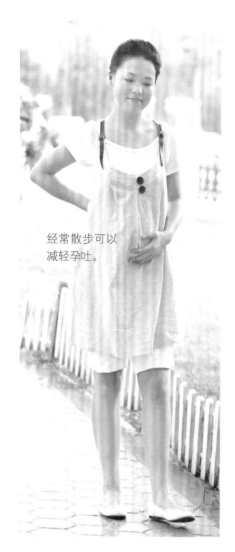

经常散步可以
减轻孕吐。

室内运动还是室外运动

孕妈妈要根据天气情况及季节选择室内运动或室外运动，当天气状况良好时，进行室外运动更舒服，可以起到调养身心的目的，室外运动可以呼吸到更多的新鲜空气，而且室外通风良好，对心肺功能有很好的调节作用。

当天气炎热、寒冷或者刮风、下雨、下雪时，应进行室内运动，极端恶劣的天气条件下，在室外锻炼对健康不利。室内运动根据自己的实际情况而定，感觉累了可以休息一会儿，休息完可以去洗个澡，放松一下。

晨练时机要选对

有的孕妈妈起得很早，不到 6 点钟就爬起来锻炼，运动之后，再回去睡个"回笼觉"，这种方法并不妥。

日出前，地面空气污染最重，空气中氧气含量也很少，只有等到日出后，绿色植物开始光合作用，吸入二氧化碳呼出氧气，空气才会变得清新，这才是最适宜锻炼的时间。所以，为了避免吸入污浊空气，孕妈妈最好是等太阳出来后，再开始晨练。

适合孕早期的运动

孕早期胎宝宝着床还不稳定，所以孕妈妈不能和一般人一样运动，有些运动是不适合此时的孕妈妈的。

散步：适宜整个孕期，它温和、安全，孕妈妈在散步的时候可以放松身心，优美的自然景色又可让孕妈妈忘记孕期的各种烦恼。

王大夫推荐适合雾霾天的 **3** 种运动

伸展运动

学校学习的广播操，除去跳跃运动，都可以做。

孕妈妈体操

可以做动作轻缓、柔和的孕妈妈体操。

活动关节

做一些活动手脚的运动即可。

孕妈妈体操：不仅可以增强孕妈妈对自己身体的控制力，还可以使孕妈妈感到精力充沛。前 3 个月，孕妈妈的子宫增大不明显，因此运动起来不会太辛苦。

简单家务：可以适当做一些力所能及的家务，这样可以帮助孕妈妈适当运动，增加血液循环，促进新陈代谢，有利于胎宝宝健康。

孕妈妈体操：颈部练习

如果这个练习做得恰当，颈部会发出咯咯的响声。这是由于因怀孕而引起的紧张得到舒解，以及神经、肌肉和韧带的按摩而产生的。这有助于预防和消除紧张及头痛，放松颈部及肩部神经。

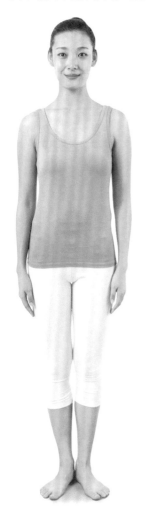 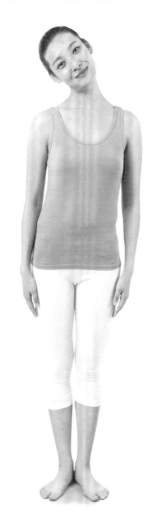 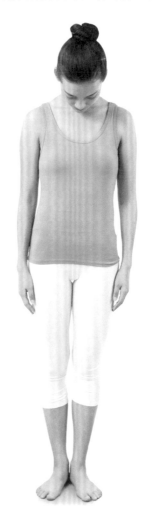 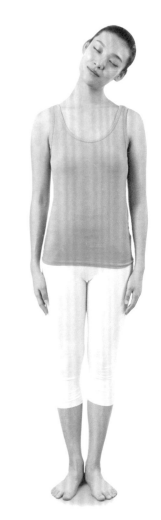

1 站立或坐下都可以，或者坐在一张直背椅子上，两肩平直不动，保持这个姿势。吸气，把头部转向右边，呼气时再缓缓转向左边。

2 两眼直视前方，呼气，将头部向右方倾斜，右耳尽量向肩部靠拢。吸气，头回到正中。然后呼气，头向左方倾斜。

3 轻柔地把头向后仰或向前低头，然后头部做缓慢、轻柔的圆周运动，以不使颈部过于用力为度，肩膀尽量保持松弛状态。

4 如果闭着眼睛做，还可以缓解眼部疲劳，滋养眼部神经。闭着眼睛做时，一定要做得缓慢一些，以免引起头晕。

孕妈妈体操：骨盆摇摆

这套骨盆摇摆运动，可以增加骨盆区域供血，给孕妈妈的身体带来活力。孕妈妈站立休息时就可以做，安全、方便，还可以缓解下肢的血液循环，有预防静脉曲张的作用。

孕妈妈体操：双膝靠胸运动

双膝靠胸操，可以锻炼腿部，多做此运动不但有利于腿部血液循环，还有利于小腿和大腿的强健。十月怀胎，随着腹部的不断增大，腿部的压力也会逐渐增大，为了适应胎宝宝的成长，孕妈妈应加强腿部锻炼才对。

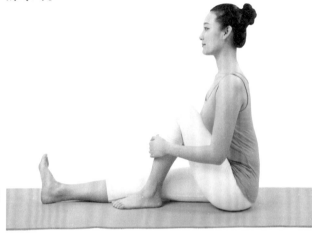

1 双腿向前伸直，坐于床上或垫子上，背部挺直。弯曲左膝，并用双手抱住，慢慢向胸部靠近，然后还原。

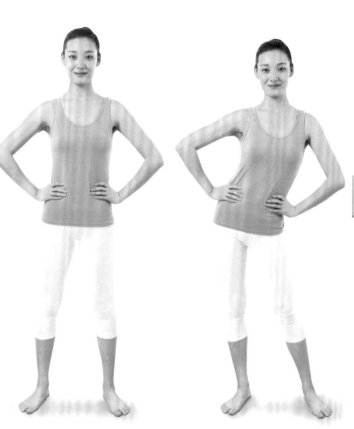

1 双脚分开略宽于肩膀，双手放在骨盆两侧，身体直立。感觉自己像一棵树一样挺拔直立，保持均匀呼吸。

2 随着自己的呼吸节奏扭动骨盆，顺时针方向画圈，保持节奏稳定、呼吸均匀，10 圈后换反方向再做 10 圈。

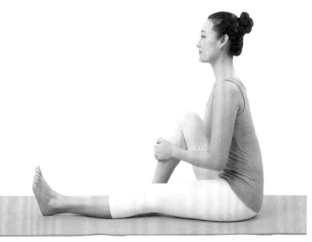

2 弯曲右膝，做相同动作。上下午各做 4 次。

心理

努力让自己不焦虑、不抑郁、不愤怒

乐观地面对未来

有一对夫妻拿到 B 超检查报告单后，来到我的诊室，我看报告显示情况很好，没有什么异常，就如实说了，叮嘱了日常应注意的问题和下次产检的时间，他们便走了。没过多久，丈夫又只身折了回来。原来他怀疑妻子得了抑郁症，因为她的情绪总是阴晴不定，无端向家人发火。

怀孕后，内分泌会发生一系列的改变，从而影响了孕妈妈的心理和情绪。孕 2 月，因为早孕反应给孕妈妈带来身体上的不适，还有从初为人妻到即将为人母的角色变化，孕妈妈此时情绪很不稳定，爱发脾气，喜怒无常，莫名伤感，这些都是正常的现象。准爸爸和家人应给予理解和包容。

胎宝宝的健康与孕妈妈的精神健康有着密不可分的微妙关系。乐观的心态、健康的心理对胎宝宝的成长大有助益。所以，孕妈妈在孕期一定要努力调整自己的情绪，以一种积极乐观的心态面对未来，让希望充满生活的每一天。

对早孕反应不宜有烦躁情绪

怀孕初期，多数孕妈妈会有程度不同的早孕反应，如恶心、呕吐、厌食等，同时还会有气闷、腹胀、腰痛等不适。早孕反应大多会持续一段时间，这往往会使孕妈妈心情不好，烦闷不堪，甚至向准爸爸发火。

孕妈妈应正确认识早孕反应。孕吐是生物界保护腹中胎宝宝的一种本能。人们日常进食的各种食物中常含有微量毒素，但对健康并不构成威胁。可孕妈妈不同，腹中弱小的生命不能容忍母体对这些毒素的无动于衷，这些毒素一旦进入胚胎，就会影响胎宝宝的正常生长发育，所以胎宝宝就分泌大量激素，增强孕妈妈孕期嗅觉和呕吐中枢的敏感性，以便最大限度地将毒素"拒之门外"，确保胎宝宝的生长发育。

了解了这些，孕妈妈是否能更容易承受孕吐了呢？

另外，准爸爸应多方面照顾孕妈妈，让孕妈妈保持心情舒畅。既要在精神上给予多多安抚和宽慰，又要在饮食上多下功夫。可以多为孕妈妈准备一些适口、清淡、易于消化的食物，还可以说些安慰孕妈妈的话，使她心情开朗。

不用担心孕吐导致胎宝宝营养不足

孕吐到来的时候，孕妈妈会担心胎宝宝的营养跟不上，其实不用担心，孕期呕吐症状一般会在孕 12 周左右自行消失。虽然孕吐暂时影响了孕妈妈对营养的均衡吸收，但孕早期胎宝宝的营养需求相对后期较少，而且胎宝宝会从孕妈妈的血液里直接获得营养。因此孕妈妈不用担心孕吐会影响胎宝宝的营养供给。

焦虑的人往往孕吐更厉害

其实剧烈孕吐是由于恐惧、紧张、焦虑等不良情绪引起的。有一个很有意思的现象，很多由于剧烈孕吐住院的孕妈妈，在大家都关心她的呕吐及身体情况的时候，她吐得更频繁、更剧烈，但当她在看电视、分散注意力做其他事时，呕吐就变得很少了。

其实，孕妈妈放松心情，精神不要紧张，学会分散自己的注意力，就可以起到缓解孕吐的作用。

因影视剧情节而担忧，没必要

看电视、看电影是很多孕妈妈的娱乐方式，对于影视剧中出现的动不动就流产，母亲难产而死留下可怜的孩子，歇斯底里、痛苦挣狞的分娩等场面，孕妈妈不必当真。影视剧出于剧情及艺术效果的需要，将这些场景夸张表现并不离奇，而实际生活中的画面远没有这么可怕。

孕妈妈心情好，胎宝宝才能更好

处在孕 2 月的孕妈妈，身体会不自觉地发生一系列变化，情绪会有不同程度的波动，这个时期保持身心愉悦很重要。孕妈妈心情好，胎宝宝更健康。

孕期心情要保持舒畅，避免各种刺激，采用多种方法消除紧张、烦闷、恐惧心理。工作上不要有太大的压力，如果压力过大，会导致身体处于亚健康状态，内分泌会紊乱，这也是导致流产的主要原因。

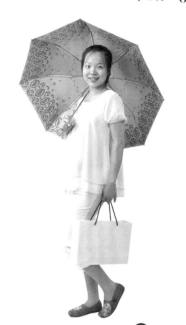

王大夫教你调整心情的 **3** 个良方

看书　看一些幽默、搞笑的漫画书，可以让心情好起来。

听音乐　听自己喜欢的曲子，心情会慢慢有所好转。

聊天　心情不好时，和朋友或其他孕妈妈聊天，能缓解心情。

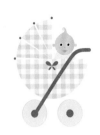 

门诊故事 王大夫独家分享产科故事

"一孕傻三年"

女性怀孕后会出现记忆力衰退、认知能力下降等现象，民间俗称为"一孕傻三年"。关于"孕傻"是否存在一直有争议，至今还没有确切的结论。不过在门诊我确实看到不少孕妈妈出现"孕傻"现象，尤以处在孕早期和孕晚期的孕妈妈们居多。

有一次，我正接诊一位孕早期的孕妈妈，期间她的手机响了，她便从包里拿出手机接电话，说了两句就挂了，顺手将手机装在了上衣口袋里。我接着跟她叮嘱注意事项，末了，她想记下下次产检的时间，就从包里翻找手机。"诶，我手机呢？"她焦急地自言自语。我听她这么说才提醒她："你刚才接完电话不是装口袋里了吗？"她往口袋里一掏，笑嘻嘻地说："哦，在这儿呢，瞧我这记性。"

其实，这样的现象并非是脑子出了问题，而是孕妈妈为了胎宝宝所作出的一个倾向性"牺牲"，而大多数孕妈妈并不在意这种"牺牲"，更多的是自嘲，而且是略带自豪的自嘲。

孕妈妈不是病人，诊断不如管理来得更好

我经常跟科里的年轻医生说，对于身体有问题的孕妈妈，我们可以诊断治疗，但是对于大多数健康的孕妈妈来说，我们更多的是管理好她们。

我有位门诊病人，年纪不大，孕前就有高血压，但她并没有当回事，有一搭没一搭地吃着降压药。有次例行产检，高压竟然到了180，低压120，说实话，我都有点惊到了，再看她本人，很淡定，一点也没有慌乱，我能猜到她并没有往心里去。产检很快就结束了，但是后来我一直放心不下这位孕妈妈，每次在医院碰到她，不管是不是挂我的号，我都会跟她聊上几句，目的当然是让她对自己的高血压引起重视。值得庆幸的是，上次我在医院的营养科竟然碰到了她，说明她重视了，比起之前，已经是不小的进步。我特别欣喜，那天因为这个小插曲心情超级好。

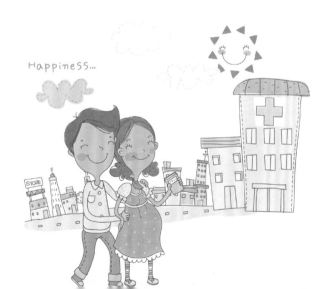

Happiness...

大多时候，我们的工作是很劳累的，每天接诊的人都很多，没有闲暇的时间。同事们总是忙里偷闲，说说每天病房、门诊、产房都发生了什么有趣的事情，放松下心情。

十月怀胎，真的是 10 个月吗

十月怀胎，大家都是知道的，但是这孕期到底有多少天，许多第一次怀孕的人都不清楚。

一位非常年轻的孕妈妈第一次来做产检时，我问了末次月经时间，并为她推算了预产期。她的末次月经第一天是 5 月 19 日，那么她的预产期则是第二年的 2 月 26 日。她听后非常诧异地说："医生，不对啊，不是'十月怀胎'吗，不应该是明年的 3 月 19 日出生吗？"停顿了一会儿，她又有点羞涩地说："而且我 5 月 19 日还没有怀孕呢！"

其实这是很多初次怀孕的孕妈妈的疑问。我跟她解释说："虽然末次月经的第 1 天的时候你还没有怀孕，但孕期的计算是从这一天开始的。而且'十月怀胎'中所说的'十月'并非是自然月，而是把每 7 天算做 1 个孕周，每 4 周算做 1 个孕月。实际一个孕月则是 28 天，10 个孕月也就是 280 天。"

之后我又教她如何计算预产期。预产期月份：末次月经月份 -3（或 +9）。如果末次月经是在 3 月份以后，那么就在这个月份上 -3（相当于第 2 年的月份）；如果最后一次月经是在 3 月份之前，那么就在这个月份上 +9（相当于当年的月份）。

预产期日期：末次月经日期 +7，如果得数大于 30，那么将它 -30 后，得到的数值就是预产期的日期，同时预产期月份应 +1。

听完我的话，她非常高兴地说："原来是这样啊，比我预想的要早一些见到宝宝呢！"

大龄孕妈妈必做

* 每天保证充足的睡眠
* 适时放松心情
* 坚持运动
* 健康、规律的作息

二胎孕妈妈必知

* 尽量让家人照顾大宝
* 别太在意二胎宝宝的性别
* 胎教和早教可以一起做
* 注意休息，防止先兆流产

双胎孕妈妈必看

* 补充适当营养
* 勤测量血压
* 孕早期注意静养

孕 3 月

胎宝宝在长大

第 3 个月末，胎宝宝相当于 2 个圣女果的重量。

吃鸡蛋不可过量

孕妈妈吃鸡蛋过量，摄入蛋白质过多，容易引起腹胀、食欲减退、消化不良等症状，不利于孕期保健。

→第 71 页

小心"空调病"

空调里面长久运转，细菌可能会出现在身体，要以心情调整来过一，对症状才会有所缓解，心理那开始那帮你。

避免跳跃和震荡性的动作

孕期一定要"稳"，震荡性或跳跃性的运动都容易使孕妈妈重心不稳，孕妈妈一定要避免单腿跳、高空接球等活动。

→第 79 页

王大夫说怀孕

孕早期的 3 个月是喜悦、紧张与不适并存的 3 个月。

尤其孕 3 月是早孕反应最严重的时期。恶心、呕吐、困倦、胃部等不适

均会令孕妈妈十分辛苦，不过到这个月末，一切都会好起来的。

{ 在孕 3 月，孕妈妈和胎宝宝会有哪些变化，产生什么样的状况，生活中需要
注意哪些方面，如何让胎宝宝在肚子里安心住下去呢，一起来看看吧。

生活

仍然要小心致畸因素。

孕 3 月还是胎宝宝神经系统发育的关键时期，外界因素仍然很容易影响到胎宝宝，所以孕妈妈要格外小心，避免重金属、有害化学物质以及电磁辐射等致畸因素的影响。

别忘记产检建档。

尤其是想要在大医院建档的孕妈妈，尽量及早搞定这件事，因为大医院的床位一向很紧张。如果在医院的期限之内还没有办理，当孕晚期孕妈妈出现意外时，医生会因无法获得孕妈妈以往的产检状况而可能延长确诊时间。

建档医院可以考虑离家近的。选择就医条件和环境相对较好的，这样在产检时，孕妈妈更方便。

营养

因为早孕反应，这个月孕妈妈可能总是吐，不想吃东西，孕妈妈要告诉自己，为了胎宝宝，即使吐也要吃。平常适当多吃些清爽的蔬菜和水果，也会缓解孕吐。

从这个月开始，孕妈妈会发现阴道分泌物变多，可能还会出现灼热、瘙痒，这是因体内孕激素持续旺盛分泌所致的，孕妈妈不必惊慌。此时可使用清水清洗外阴，缓解症状。但如果分泌物增多，并伴有异味，则可能是炎症，宜及时就医采取治疗措施。

建档要趁早

目前大多数医院都要求孕妈妈提前确定在哪里分娩，方便在医院建档，进行系统的产前检查。一般只要第一次检查结果符合要求，医院就会允许建档。关于建档的一些事项，可以打电话或上网咨询各个医院。

孕3月产检项目

☐子宫隆起部位及腹部检查

☐血常规检查（血色素及血细胞比容的检查，检查是否有贫血现象）

☐尿常规检查（检查是否患有肾脏疾病）

☐体重及血压检查

☐通过多普勒超声波仪，听到胎宝宝的心跳声（胎心音）

☐讨论胎宝宝基因是否正常及超声波、绒毛检查、羊膜腔穿刺、唐氏综合征产前筛选检查（简称唐氏筛查）等检查的必要性

☐对有肿胀现象的手脚部位进行检查（水肿、静脉曲张）

☐与医生讨论孕期心情的变化和自己关心的问题

（以上项目可作为孕妈妈产检参考，具体产检项目以医院及医生提供的建议为准。）

产检省时省力小妙招

本月开始第1次正式产检，检查项目比较多，而且还要办理建档的手续，孕妈妈需要提前了解下产检的项目和需要注意的小细节，可避免因失误造成某些检查项目不能做，或者一次通不过的情况。

第1次正式产检，孕妈妈要带上身份证和准生证，医生会为你建档。此后，医生将在上面记录所有相关的产检内容。

听胎心音前孕妈妈要保持良好的心态和轻松的心情，避免大悲大喜等情绪波动，并且要少喝咖啡和浓茶。孕妈妈如果发热、生气、失眠、喝浓茶或咖啡、精神亢奋等，都会引起胎宝宝心率加快，造成检查结果异常。

抽血的前1天，最好洗个澡或将双手手臂洗干净，这样抽血时，消毒会更好，避免针口感染。抽血当天，不要穿袖口过紧的衣服，避免抽血时衣袖卷不上来，或抽血后衣袖过紧引起手臂血管血肿。此次抽血需要空腹，孕妈妈尽量将产检安排在上午，最好带些面包、牛奶等食物，以便抽血后补充能量。另外，空腹血通常是指清晨未进餐，距前一餐8~12小时抽的血。

王大夫手把手教你看懂报告单

本月，孕妈妈要进行一次全面的检查，检查项目较多，如果所有检查项目都没有问题，就可以建档了。此外，孕 11 周左右，可能还会做一个早期的排畸检查，即 NT 检查。诸多检查报告单可能令孕妈妈不解，一起来看看怎么看懂这些报告单吧。

* 看懂 NT 检查报告单

NT 检查是孕早期的排畸检查，便于及早发现唐氏儿和先天性心脏病的胎宝宝，并及时予以干预。此项检查一般在孕 11~14 周做。

NT 报告单上的数据比较容易看懂，只需看 NT 值即可。如果 NT 值小于 3 毫米，即为正常。如果颈项透明层厚度较大，超过 3 毫米，常提示胎宝宝发育异常，需重点关注，在孕中期的唐氏筛查和大排畸检查时，应重点检查，进一步排除。

需要提醒孕妈妈的是，有的医院可能没有这项 NT 排畸检查，需提前到可以做的医院预约检查，孕妈妈应提前了解并预约好，以免人为地错过了做检查的最佳时间。

在 NT 检查报告单上还有胎心、胎盘等信息。胎宝宝 12 周的时候，可以听到像马蹄声一样的心跳。正常的胎心次数在 120~160 次 / 分钟，如果胎心 <120 次 / 分钟或 >160 次 / 分钟，可休息 10~20 分钟，再重新听。

* 看懂肝功能报告单

抽血化验肝功能，主要是检查孕妈妈有无肝脏疾病。怀孕期间，孕妈妈的肝脏负担会加重，如果肝功能受损，会令孕妈妈的孕期"雪上加霜"。因此，及时检查肝功能有助于及早发现和干预。评价肝功能的

主要参考指标有：谷丙转氨酶、谷草转氨酶、总胆红素。在报告单上，通常会列出本次检测的数值，后面对应有正常值范围，如果检测数值不在正常范围，其后常会跟有向上或向下的箭头，提示偏高或偏低。这时，孕妈妈需要询问自己的产检医生，听从医生的建议。

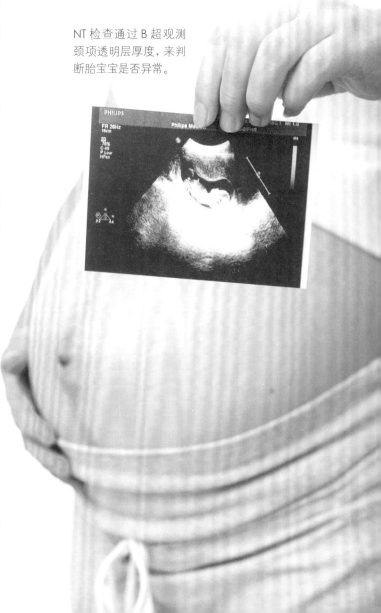

NT 检查通过 B 超观测颈项透明层厚度，来判断胎宝宝是否异常。

营养

吃对食物，安胎养胎

学习孕期饮食宜忌，
避免"祸从口入"

有一次，我从门诊出来，准备去卫生间。正巧看到门外有一位男士背着包，一手拎着一袋子零食，一手拿着一串冰糖葫芦，我猜他肯定是一位准爸爸，正在等候自己的妻子。我便上前询问。不出所料，他的妻子刚刚怀孕 2 个月，来做产检，早上没吃饭，他怕妻子饿了，刚刚去给她买了些吃的。我表扬了他对妻子的贴心照顾，又对他说："孕 3 个月前，最好不要给孕妈妈吃山楂。山楂虽然具有开胃消食的功效，但是它也会刺激子宫收缩，孕早期的胎盘本就不牢固，吃山楂会增加流产的风险。"这位准爸爸不好意思地说："我还真不知道，谢谢医生啊！"

孕早期的 3 个月，是自然流产的高发阶段。除了胚胎本身存在异常等原因，一些食物如螃蟹、甲鱼、山楂、芦荟、马齿苋、薏米等也可能会诱发孕妈妈流产。所以，孕妈妈和准爸爸应注意学习孕产知识，了解孕期饮食的宜忌。尤其是准爸爸在这方面更应加强学习。

宜补气养血，安胎养身

中医认为，养胎要先养血，血气充足，自然提高了胎宝宝存活的成功率。日常生活中有很多食材具有补气补血的作用。

* 红枣

红枣能降低血清胆固醇，保护肝脏，促进人体造血，是补血首选食材。孕妈妈会经常出现烦躁、心神不宁等症状，多食红枣可起到养血安神、舒肝解郁的作用，对于缓解孕妈妈心神不安、预防产后抑郁都有帮助。如果孕妈妈感到精神紧张和烦乱，甚至心悸、失眠和食欲不振，可以在煲汤或熬粥时加些红枣。

* 猪肝

猪肝是补血补气的上佳选择，猪肝中含有大量的维生素 A、维生素 B_2、铁等营养素，在补血补气的同时，还能起到明目的作用。菠菜猪肝汤是适合孕妈妈孕期补血的一道营养汤品。

* 乌鸡

乌鸡气味甘温，有补中止痛、益气补血、滋阴清热的功效，不仅能补气补血，还能补虚强身，对女性的气虚、血虚、肾虚等症都有较好的食补效果。孕期适合炖汤食用。

每天吃 1 根香蕉

香蕉是钾的极好来源，并含有丰富的叶酸和维生素 B_6，而叶酸和维生素 B_6 又是保证胎宝宝神经管正常发育，避免无脑、脊柱裂等严重畸形发生的关键性物质。因此，在胎宝宝身体器官与脑部发育的关键期，孕妈妈多吃香蕉，会对胎宝宝的发育十分有利。另外，钾还有降压、保护心脏与血管内皮的作用，这对于孕妈妈也是十分有利的。建议孕妈妈最好每天能吃 1 根香蕉。

不宜多吃桂圆

桂圆虽然富含葡萄糖、维生素，有补心安神、养血益脾的功效，但桂圆性温大热，阴虚内热体质和患热性病的人都不宜多吃。孕妈妈阴血偏虚，容易滋生内热，常常会口干、肝经郁热、便秘等，所以不宜多吃桂圆。

每周吃一两次猪肝

猪肝富含铁和维生素 A，但孕妈妈不能多吃，应该坚持少量多次的原则，每周吃一两次，每次吃 25~50 克。因为大部分营养素一次摄入量越大，吸收率越低，所以不要一次大量食用。

适量吃黄瓜

孕妈妈食用黄瓜，不仅能促进胎宝宝的脑细胞发育，增强其活力，还可以缓解孕妈妈孕吐及提供膳食纤维，同时对早孕反应后恢复食欲有促进作用。

王大夫给孕妈妈的 **3** 个小建议

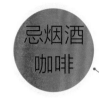

忌烟酒咖啡

整个孕产期都应忌烟酒、咖啡。

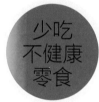

少吃不健康零食

油炸、膨化零食要少吃。

蔬菜水果皆宜

水果蔬菜都要吃，不可相互替代。

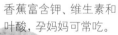

香蕉富含钾、维生素和叶酸，孕妈妈可常吃。

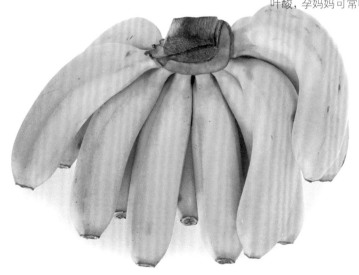

吃鸡蛋不可过量

在怀孕期间，每个孕妈妈都会通过吃鸡蛋来补充营养。但如果孕妈妈吃鸡蛋过量，摄入蛋白质过多，容易引起腹胀、食欲减退、消化不良等症状，还可导致胆固醇增高，加重肾脏的负担，不利于孕期保健。所以，孕妈妈每天宜吃 1 个，最多不超过 2 个。

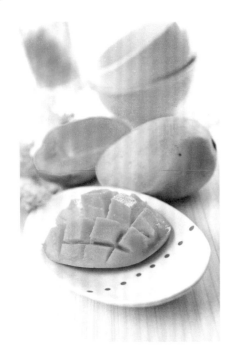

不应拿水果当饭吃

水果含有丰富的维生素，但是它所含的蛋白质和脂肪却远远不能满足孕妈妈的营养需要。在早孕反应依然存在的孕早期，很多孕妈妈吃不下东西，就用水果代替正餐，这样会造成营养不良，从而影响胎宝宝的生长发育。

多吃抗辐射的食物

在工作和生活当中，电脑、电视、空调等各种电器都能产生电磁辐射。孕妈妈应多食用一些富含优质蛋白质、磷脂、B族维生素的食物，例如豆类及豆制品、鱼、虾、粗粮等，常吃可抗辐射。

具有防护效果的蔬果有以下几类：红色蔬果有番茄、葡萄柚等；绿色蔬果有油菜、芥菜、茼蒿等；白色食物如蘑菇、海产品、大蒜等；黑色食物如海带、芝麻等。

养颜又安胎的维生素 E

针对本月是流产高发期的特征，孕妈妈可适当补充维生素 E，能起到保胎安胎、预防流产的作用。建议孕妈妈每天摄入 14 毫克维生素 E。一般情况下，孕妈妈每天如果都能用富含维生素 E 的植物油来炒菜，既可获得充足的摄入量。

此外，维生素 E 还能促进人体新陈代谢，增强机体耐力，提高免疫力，改善皮肤血液循环，增强肌肤细胞活力，是孕妈妈最好的美容养颜伴侣。

吃饭要细嚼慢咽

食物未经充分咀嚼，进入胃肠道之后，与消化液的接触面积就会缩小。食物与消化液不能充分混合，就会影响人体对食物的消化、吸收，使食物中的大量营养不能被人体所用就排出体外。久而久之，孕妈妈就得不到足够多的营养，会形成营养不良，健康势必受到影响。

有些食物咀嚼不够，过于粗糙，还会加大胃的消化负担或损伤

消化管道。所以，孕妈妈为了自己和胎宝宝的健康考虑，要改掉吃饭时狼吞虎咽的坏习惯，做到细细嚼、慢慢咽，让每一种营养都不白白地流失，充分地为身体所用。同时，细嚼慢咽还可以避免进食过量，体重猛增。

减少钠的摄入量

体内钠含量较多，易引起水肿，并会导致血压升高，这会增加孕妈妈患妊娠高血压疾病的危险，使孕妈妈更加辛苦，同时也不利于胎宝宝发育。孕 3 月，孕妈妈的肾脏功能开始生理性减退，排钠量相对减少，与身体相适应的是孕妈妈应适度减少钠的摄入量，尤其是那些基础血压原本就偏高，或者家族中有高血压、糖尿病等遗传病史的孕妈妈。

尽量选择低钠饮食。钠不仅存在于食盐中，糖、鸡精中也含有大量的钠，所以孕妈妈要少吃甜食，烹饪时也应不放鸡精，少放白糖等富含钠的调味品。

孕吐严重时要保证营养供给

不应让孕吐影响孕妈妈的正常饮食，影响孕妈妈对营养素的摄取。在烹调食物的过程中，在注重营养的同时，可以通过菜品的丰富

多样、烹调的花样翻新、改变就餐环境，甚至用新颖的食物形状来引起孕妈妈的食欲。

如果孕吐比较剧烈，主食摄入量不足 150 克，应考虑在医生的指导下补充葡萄糖，以免影响胎宝宝的健康发育。

预防孕吐这样吃

备点低脂、高碳水化合物的零食，不要让自己的胃空着，空腹最容易引起恶心。适当吃一些富含碳水化合物的清淡食物，如：苏打饼干或发面食品，这类食物有助于抑制恶心。

避免吃高脂肪的食物，以及油腻、辛辣、油炸的食物，这类食物或难以消化，或会刺激孕妈妈已经变得脆弱的消化系统。

当孕吐严重时，医生也许会建议孕妈妈口服维生素 B_6，维生素 B_6 的推荐剂量是每天 9 毫克，但是如果孕吐症状严重，医生也许会建议孕妈妈 1 天 3 次服用，每次 10~25 毫克。要注意的是，孕妈妈在没有征求医生的意见之前，不要擅自服用维生素 B_6 或其他任何止吐药。

要吃些全麦及燕麦制品

全麦制品包括麦片粥、全麦面包等。燕麦片可以使孕妈妈保持较充沛的精力，还能降低体内胆固醇的水平。当然不要买那些口味香甜、精加工的燕麦片，天然的、没有任何糖类或其他添加成分的燕麦片最好。

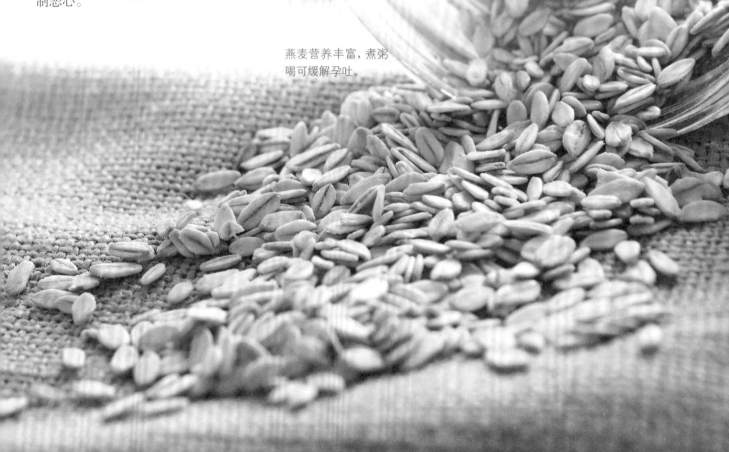

燕麦营养丰富，煮粥喝可缓解孕吐。

留意生活细节，
该讲究时别将就

生活细节莫忽视

我一个侄子去年结了婚，今年侄媳妇怀孕了就来我的门诊做产检。一次产检后，情况都很好，不过她说自己的牙隐隐作痛，问我这对胎宝宝是否有影响。虽然她的牙痛并不严重，我还是建议她到牙科去检查一下。后来，她跟我说："是牙周炎犯了。牙科大夫说平时要勤刷牙漱口。我就是觉得有点麻烦，难道要随身带着牙膏牙刷吗？"我笑说："你不会用牙线啊。牙线方便携带，使用也方便，还能清洁牙刷不易清洁到的牙缝。"过了一段时间，她再来时，就跟我说，她买了牙线，果然很好使。我又跟她说："该讲究时别将就，一旦牙痛起来可够你受的。"

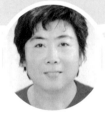

现在的孕妈妈和家人容易走进两个误区，要么就是拿怀孕太不当回事，从来没把自己当成个怀着宝宝的孕妈妈，吃的、用的、做的毫不顾忌；要么就是太拿怀孕当回事，走路都得迈小碎步。显然，这都不正确。还是那句话，该讲究时就别偷懒，该将就时也别过于在意。

孕期多关注牙齿

怀孕会带来很多改变，包括牙齿，孕妈妈可能会发现自己的牙龈经常出血。这是因为怀孕之后内分泌的变化使得牙齿格外脆弱，极易让一些病菌和毒素乘虚而入。

* 勤刷牙

除了正常的早晚两次刷牙之外，如果午饭后要小睡，最好再补刷一次。吃完东西要记得把口腔中的食物残渣清理干净，不让细菌有可乘之机。

* 勤漱口

除了一天 2 次刷牙，每次吃完东西都要用温水漱口，或用医生专门指定的漱口水漱口。

* 选择好牙刷和牙膏

选择软质、细毛、刷头很小的牙刷，并且务必每 3 个月更换一次。不需要用药物牙膏，使用具有一般清洁功能的牙膏就可以。

孕妈妈能用药物牙膏吗

许多孕妈妈孕前一直使用药物牙膏，怀孕后不知道是否可以继续使用，药物牙膏中虽然药物的含量微乎其微，但建议孕妈妈最好还是不要使用。孕期最好使用非药物的普通牙膏，并注意餐后漱口。孕期口腔护理是非常重要的一环。

扫地时尽量不要弯腰，以免压迫腹部。

生活里的正确姿势

对孕妈妈而言，姿势不正确易引起整个身体的疲劳与不适。因此，孕妈妈必须保持正确的姿势，注意日常生活中的一些小动作。洗衣时不要顶着腹部，以免胎宝宝受压；晾晒衣服时不要向上用力伸腰，晾衣绳尽量低一些，或使用撑衣杆。可以从事一般的擦抹家具、扫地、拖地等劳作，但不可登高，不可上窗台擦玻璃，更不要搬抬笨重家具。

擦抹家具时，尽量不要弯腰，更不可弯腰干活，拖地板不可用力过猛。将放在地上的东西拿起或放下时，注意不要压迫腹部。要屈膝落腰，完全下蹲，单腿跪下，拿住东西，伸直双膝站起。

洗澡要选择淋浴

孕妈妈洗澡最好采取淋浴方式，千万不要贪图舒适把自己整个泡在浴缸里。怀孕后，阴道内乳酸含量降低，对外来病菌的杀伤力大大削弱，泡在水里有可能引起尿道病菌感染，甚至造成早产。

怀孕初期感染疾病的危险性较高，应尽量避免到公共浴室洗澡，如果是不得已，应掌握好时间，尽量选择在人少的早晨去，此时水质干净浴室内空气较好。

小心"空调病"

空调屋里凉爽舒适，但是在里面待久了，孕妈妈可能会像许多人一样，出现头昏、疲倦、心情烦躁等不适。一项研究显示，长期在空调环境里工作的人，50%以上有头痛和血液循环方面的问题，而且特别容易感冒。这是因为空调使室内空气流通不畅，负氧离子减少。担负着两个人健康责任的孕妈妈，可要特别小心了。

王大夫教你预防空调病 **3** 妙招

户外 可以隔1~2个小时到户外透透气。

通风 定时开窗通风，无论对谁都是有好处的。

孕妈妈可在办公桌放个迷你电扇，加速周围空气流通。

电扇

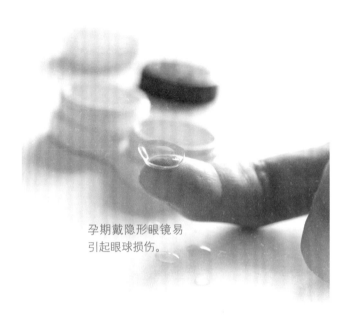

孕期戴隐形眼镜易
引起眼球损伤。

暂时告别隐形眼镜

怀孕之后，孕妈妈的眼睛会发生变化，你会发现过去很好戴上的隐形眼镜此时变得难以戴上，而且戴隐形眼镜的眼睛会出现明显的异物感、干涩感。如果此时勉强戴隐形眼镜，容易造成眼球新生血管明显损伤，严重的还可能导致发炎等症状，所以孕期最好不要再戴了。对于一些孕妈妈十分钟爱的美瞳，此时更应该马上摘下来。

如果孕妈妈是高度近视，不戴眼镜行动不方便，就选用框架眼镜。如果并不是高度近视，那么在日常生活中，可以果断地把隐形眼镜摘下来。

一般来说，高度近视的孕妈妈要提前咨询医生是否需要做眼底检查，检查视网膜的情况。很多专家认为，高度近视的孕妈妈自然分娩时容易使眼角膜脱落，高度近视要根据眼底检查的情况来确定分娩方式，并不是一定不可以自然分娩。

如果孕妈妈非戴隐形眼镜不可，可使用日抛型隐形眼镜，用完就扔。若眼睛有任何不适，就要尽快找眼科医生诊治。

夏季注意预防中暑

夏季温度高，孕妈妈本身内热比一般人严重，更容易感到酷暑难耐，更要注意防暑。可以每天都冲一个热水澡，中午太热的时候可以用热水将毛巾浸湿，擦擦脸和身体，降低体表温度。但冲澡或擦拭身体后不能直接吹风，要立即擦干身体，穿好衣物，防止受凉。

热得难受的时候，是可以使用空调或风扇的，只要不对着猛吹就可以。使用空调的时候温度不要调得太低，使用的时间也不要太长，也可以盖一个薄薄的小毯子，总之以身体感到舒适为宜。空调房还要注意多开窗通风，避免患上"空调病"。另外要注意及时清洁空调，避免细菌、病毒等在室内繁殖。有时候空调清洁后会残留一些气味，最好等气味散尽后再让孕妈妈使用。

饮食上尽量不要吃冷饮，否则容易导致胃肠不适，引起腹泻。严重者还可能引起肠胃感冒，这对孕妈妈的身体和胎宝宝的发育都十分不利。平时可以多喝点酸酸甜甜的蔬果汁，既补水又降暑。

学会辨别白带异常

怀孕后，孕妈妈体内雌激素和孕激素增加，致使白带增多，这是正常现象。如果阴道分泌物呈乳白色或者稀薄的雪花膏的颜色，气味不强烈，则属于生理性变化，孕妈妈不用担心。如果白带呈脓样，或带有红色，或有难闻气味，或混有豆腐渣样东西，加之外阴瘙痒时，可能是阴道炎，应立即就医。

要及时调换文胸

发现胸部有改变即可开始调换文胸了。无钢圈文胸或运动型文胸较舒适，也可以选择可调整背扣的文胸，因为它可以依胸部变化来调整文胸的大小。

最好选择支撑力较强的文胸，以避免孕期胸部变大后的自然下垂。在怀孕晚期可以考虑选择哺乳型文胸，为产后哺乳做准备。另外，孕妈妈选对文胸后也要正确地穿戴文胸，这样才能最大限度地保护乳房。

出现尿频很正常

随着胎宝宝和子宫的变化，孕3月时孕妈妈会出现尿频的情况。这是由于子宫变大，向前压迫了膀胱，导致膀胱容量减少，反射性便意增强。这是生理性的，不需要特别治疗，而且会持续整个孕期。孕妈妈对此做好心理准备即可，不必过分紧张。

如果有了尿意应该及时排尿，憋尿不仅不舒服还会增加尿路感染的概率。在晚上临睡觉前不要大量喝水，以免增加肾脏负担，起夜也会导致孕妈妈睡眠质量下降。如果担心缺水，可以在睡前一小时喝一点水或牛奶，上床前最好如厕排空尿液，减少夜里起夜的次数。

✳ 正确穿戴文胸的方法

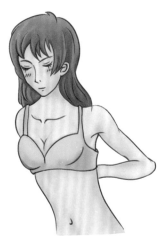

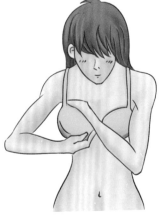

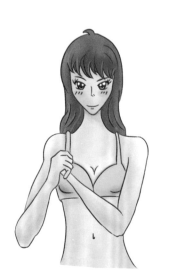

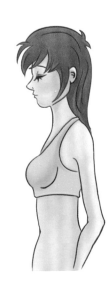

1 将上身向前倾斜45°，让乳房自然恰当地倾入罩杯内，再扣上背扣。

2 用手将乳房完全托住放入罩杯，并把胸部侧边的脂肪充分推入罩杯内。

3 肩带调至适当长度，肩部感觉自然舒适无压力即可。

4 调整背部的横带和胸前罩杯位底部成水平。

运动

正确运动，安胎养胎

运动不能过度

有一位在生活上大大咧咧的姑娘，但她事业心很强，工作比较忙。她本来月经就不规律，加上孕吐比较轻，自己也没有往怀孕方面想，以至于她到怀孕2个月时才发现自己的身体有些不对劲，不过她还是没有当回事。就在上星期她还参加了公司组织的爬山活动。来门诊是因为阴道有出血，腹痛感觉和来例假不同，她用早孕试纸检测后才知道怀孕了。

我开了单子让她去做检查，回来后，结果显示孕10周多了，子宫内膜有少量出血。我给她开了保胎的药，又叮嘱她回家卧床休息，暂时不要再工作了，也不要运动。先兆流产很可能是进行爬山，运动量大造成的。

孕期适当运动对身体健康和胎宝宝发育有好处，但是孕期孕妈妈应根据个人体质及过去的锻炼情况，继续运动，只要不感觉过分疲惫就好。孕妈妈可以继续游泳、做孕妈妈体操、孕妇瑜伽等，只是不可进行跑、跳等容易失去平衡的剧烈运动。

避免流产，运动细节需注意

根据自己的身体情况，选择运动强度适宜的运动，可以避免出现流产危险。同时，在选择合适的运动后还需要注意一些细节。

* 细节一

在炎热的天气里，孕妈妈不要再强迫自己运动，否则会中暑或引起身体不适，这样反而不利于安胎、保胎。

* 细节二

在运动时一定要注意补充水分，可以有效预防脱水，还能控制体温上升。如果孕妈妈体温迅速上升，胎宝宝心跳也会跟着加速。因此，孕妈妈在运动前、中、后一定要记得补充水分。

* 细节三

孕妈妈的运动强度要适当，心跳速率每分钟要保持在140下以内，若是超过此范围，孕妈妈的血流量较高，血管可能会负荷不了。

床上运动——安全又简单

床上运动更大地提高了孕妈妈运动的安全性，每天睡前运动几分钟，既能锻炼身体，又能帮助改善睡眠，一举两得。适合在床上进行的运动，有仰卧脚并拢、腿伸直贴墙、侧抬腿等，每个动作可坚持15~50秒钟，以自己感觉可以承受为准。

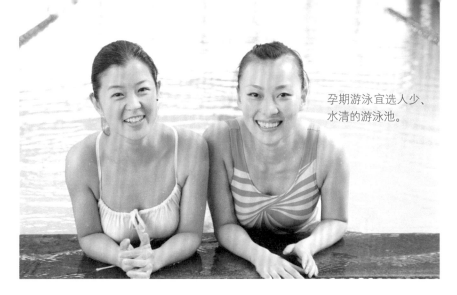

孕期游泳宜选人少、水清的游泳池。

避免跳跃和震荡性的动作

孕期一定要"稳"，即使在运动时，也要预想到运动中可能发生的危险，这样可以做到及早预防。震荡性或跳跃性的运动都容易使孕妈妈重心不稳，若是滑倒或碰撞到物体，容易使胎宝宝产生撞击造成宫缩或破水，甚至发生流产或早产。所以孕妈妈一定要避免单腿跳、高空接球、跳木马等危险活动，即使在活动自如的孕早期，孕妈妈也一定要适当收敛，时刻顾及自己腹中宝宝的安危。

不要爬高和踮脚尖

高处的东西因我们的身高限制，手够不到，就要踮起脚尖，这样身体就会不平衡，再加上高处的物品可能会在拿的过程中碰倒掉下来砸到身上，因此这样的动作对于孕妈妈来说，是非常危险的，一旦摔倒，可能会使自己和胎宝宝出现意外，被重物砸到也同样会有这样的危险，所以平时如果要拿高处的东西，不是必需的可等晚上准爸爸回来后让他帮忙，如果是必须要用的，也可以选择稳固一些的椅子，拿的过程中尽量小心一些。

每次运动不宜超过 15 分钟

孕妈妈运动的目的是增强关节的柔韧性，增加肺活量，促进血液循环，并不是靠运动来锻炼肌肉，所以孕妈妈每次运动时间不宜过长，不要把自己搞得大汗淋漓，这样反而容易感冒，如果运动时间过长，孕妈妈也会特别累，易感染病菌。所以为了自己和胎宝宝的健康，孕妈妈每次运动 10 分钟左右就可以了，不宜超过 15 分钟，否则会感到劳累，不利于正常的工作和生活。

职场孕妈妈要注意运动

长时间坐着是无益的，要经常起身走动一下，尤其是职场孕妈妈，起身走动可以活动筋骨，有利于腰椎的健康。

每工作 1 小时，可以起身活动 10 分钟左右，这样有利于自己和胎宝宝的健康，也有利于工作的顺利进行。

可以到办公室外走走，呼吸一下新鲜空气。也可以站在窗前远眺，帮助缓解紧张的工作情绪。

王大夫对游泳运动的 **2** 点建议

水质清洁
孕期游泳应选择水质清洁无污染的游泳场所。

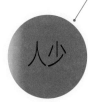

人少
要选择人少的游泳场所，以免腹部被挤压或被踢。

孕妇瑜伽：英雄坐

此组动作的练习是孕妇瑜伽动作中少有的几个可以在吃饭时或吃饭后练习的体式，它可以在很大程度上帮助消化。常做此套动作，可以消除腿部疼痛，增强腿部整体的柔韧性。

① **运动强度 ★**
属于静止型的运动，不耗费体力。

② **运动时间**
可以在吃完饭后练习。

③ **运动次数**
每天运动次数不限。

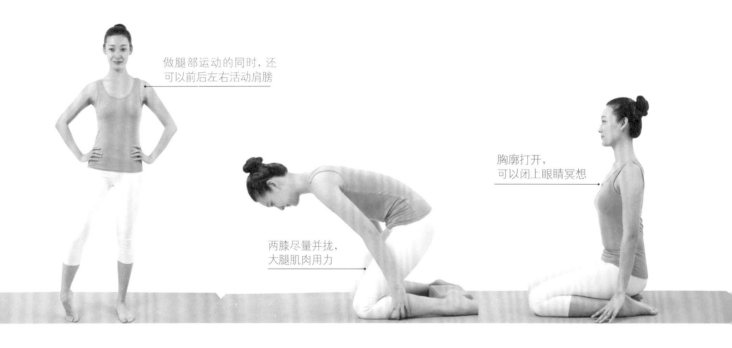

做腿部运动的同时，还可以前后左右活动肩膀

两膝尽量并拢，大腿肌肉用力

胸廓打开，可以闭上眼睛冥想

1 站在瑜伽垫上，活动一下双腿。先左右活动一下脚踝，然后将腿适当向上抬。也可以在垫子上踏步。此类热身运动有助于促进双腿血液循环。

2 在双脚中间准备好一块或两块瑜伽砖，两膝并拢，双脚分开放在瑜伽砖的两边，用手将小腿的肌肉向两侧和后侧推开，再向后坐在瑜伽砖上（也可直接坐在垫子上）。

3 坐在瑜伽砖上，小腿胫骨和脚踝向下推向地面，背部向上直立，双手放于身体两侧，帮助身体向上轻松坐起。因为是坐姿，可以尽量在此体式中保持时间长一些，持续 3~5 分钟，再起来活动。

孕妇瑜伽：下犬式

　　下犬式是头朝下倒转的姿势，下犬式虽然倒转，但并不会对心脏造成压力，相反可以减慢心率，因此，这个姿势可以消除身体的疲劳感，消除腿部和后背、脚跟的僵硬感，充分伸展后背和腿部的肌肉，也能加强身体柔韧性。孕妈妈容易出现背部疼痛的感觉，所以可以经常做此瑜伽体式。

1 运动强度 ★
此动作运动强度比较小。

2 运动时间
工作间隙，或者感到背部疼痛时。

3
每天运动三四次。

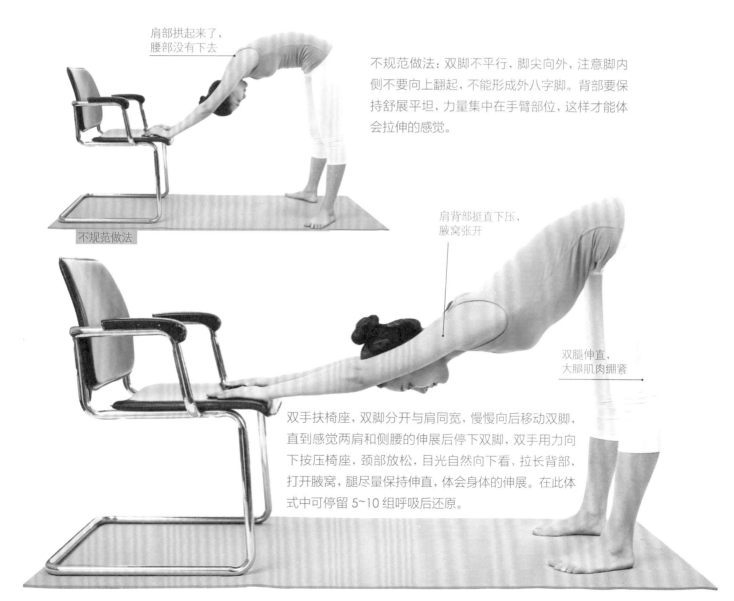

肩部拱起来了，腰部没有下去

不规范做法：双脚不平行，脚尖向外，注意脚内侧不要向上翻起，不能形成外八字脚。背部要保持舒展平坦，力量集中在手臂部位，这样才能体会拉伸的感觉。

不规范做法

肩背部挺直下压，腋窝张开

双腿伸直，大腿肌肉绷紧

双手扶椅座，双脚分开与肩同宽，慢慢向后移动双脚，直到感觉两肩和侧腰的伸展后停下双脚，双手用力向下按压椅座，颈部放松，目光自然向下看，拉长背部，打开腋窝，腿尽量保持伸直，体会身体的伸展。在此体式中可停留 5~10 组呼吸后还原。

孕期的坏情绪
并非都是孕期抑郁

孕妈妈的自我调整是关键

徐女士是家里的独女，生活、工作都顺风顺水。自从怀孕后，她老公对待她就像女皇一样，对她肚子里的宝宝特别重视。虽然生活过得甜蜜又温馨，可是徐女士还是感觉心情不好，自己感觉莫名失落。她向我咨询，她这种情况是不是抑郁了。

我解释说："大概有 10% 的孕妈妈在孕期有沮丧、抑郁的情绪，但大部分并不能确诊为孕期抑郁。而孕期抑郁通常表现为：不能集中注意力；容易焦虑；极端易怒；睡眠不好；有持续的疲劳感；对什么都不感兴趣；总是提不起精神；持续的情绪低落，想哭，情绪起伏很大；喜怒无常等。"

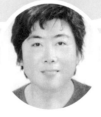

怀孕本来是女性一生中非常美妙和幸福的时光，然而很多孕妈妈会在孕期出现焦虑、易怒等情绪。缓解方法主要是孕妈妈通过冥想、音乐等方式进行自我情绪的调节。

控制情绪有利于安胎

情绪波动过大会导致流产，这并不是危言耸听。怀孕会使女性激素改变，加上心理负担重（担心工作、胎宝宝、生产等），必然会有情绪反应，容易悲观或烦躁不安等。如果没有做好当妈妈的准备，仅因意外怀孕、年龄大了而怀孕，更容易让各种压力聚集，出现极大的负面情绪。

研究证明，母子之间在心理上会相互作用、生物节律会逐渐同步，孕妈妈的情绪就会影响胎宝宝，同时会通过神经系统的调节而影响内分泌系统，产生相关激素，使心脏搏动加快，血压升高。胎宝宝在承受过度压力时会出现子宫脱垂的现象，严重时会引发流产。

所以，孕妈妈在孕期要学会保持愉快的心情，可以多听听舒缓的音乐，做些令自己心情愉悦的事情，并适当做些运动等。

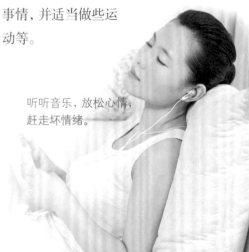

听听音乐，放松心情，赶走坏情绪。

孕妈妈不宜过度依赖准爸爸

一些孕妈妈在怀孕后，感情变得脆弱，在精神上和心理上都离不开准爸爸。对准爸爸有一种依赖感，孕妈妈希望准爸爸能时时陪在身边，和自己一起分享快乐、分担忧患。孕妈妈在孕期希望准爸爸能以自己为中心，时时关心自己、处处照料自己，这种依赖心理既有生理上的需要，也有感情上的需要，并还有一份额外的担心，担心自己形体的变化会改变自己在准爸爸心目中的形象。

准爸爸在身边，有一种稳定作用，准爸爸的爱是孕妈妈精神上的镇静剂。准爸爸应尽可能地多关心多陪伴孕妈妈，多为孕妈妈考虑，多表白自己的爱意。但是，孕妈妈在心理上也不要过分依赖准爸爸。怀孕并不是生病，不能变得太娇气，有了身孕并不等于什么都不能做了。在很多事情上孕妈妈要学会自强自立，学会在心理上进行自我调理和自我平衡。准爸爸有自己的工作和事业，有自己的计划和安排，孕妈妈也应体谅。

不要动怒吵架

怀孕后孕妈妈的情绪变化，感受最深的应该就是准爸爸了，"晋升"为孕妈妈最喜欢的发泄对象。买东西不合孕妈妈胃口了，要被训一顿；自己休闲娱乐一会儿也被孕妈妈逮住狂骂一番；就算是好好帮忙，做做家务，也会被孕妈妈批评做得不到位，存心应付。这样的片段准爸爸们是否都经历过呢？是不是感觉孕妈妈就是在找茬吵架？此时，准爸爸要多体谅和包容孕妈妈。

此外，孕妈妈发火、动怒，不仅有害于自身的健康，还会殃及胎宝宝，孕妈妈发怒时，血液中的激素浓度会剧增，并通过"胎盘屏障"进入羊膜，使胎宝宝发育受到不良影响。为了胎宝宝，孕妈妈一定要息怒，十月怀胎，是一段漫长的岁月，期间难免遇到让自己气恼的事。当遇到令人气愤的事情，先不必急躁，一则发火是解决不了问题的，再则，发火伤害自身。所以发火之前，还是先克制一下，转移话题或做点别的事情，分散注意力，这都会使气闷的心理得到缓解。

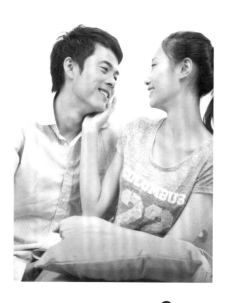

王大夫教你改善不良情绪的 **3** 个方法

听音乐
感觉情绪低落时可以听听欢快的音乐。

散步
感觉郁闷、失落时可以到公园里散散步。

甜食会令孕妈妈心情愉悦。但要吃得健康，可以吃些葡萄干、红枣、水果等。

吃点甜食

大龄孕妈妈必做

✳ 远离危险因素

✳ 正确运动，安胎养胎

✳ 做白带检查

✳ NT 检查别忘记

二胎孕妈妈必知

✳ 做家务要小心

✳ 每天喝 8 杯水

✳ 带大宝不要太劳累

曾流产孕妈妈必看

✳ 注意调整心态

✳ 留意细节，预防再次流产

✳ 多吃补铁食物

 # 王大夫独家分享产科故事

不重视产检酿成的悲剧

产科大多时候是一个温馨祥和的氛围，但是偶尔也会有些不太协调的音符。

下面这件事虽然不是发生在我们产科，是来进修的医生说起的，但是很具代表性。一位 36 岁的孕妈妈，两年前怀宝宝的时候，在孕 33 周时宝宝出现不明原因的脐带绕颈，导致缺氧窒息而胎死宫内，医生多科会诊也没有查到具体原因，孕妈妈家属非要医院给个说法，最终医院赔钱了事。一年后，这位孕妈妈再次怀孕，在孕 39 周又出现脐带绕颈，因为未能及时到医院抢救，胎宝宝再次胎死宫内。这一次，家属甚至都没有请医生查明原因，直接带人到医院闹事，要求医院赔偿。

我问这位进修医生，为啥两次出现相似的情况呢？同事的话让我很震惊，原来这位孕妈妈不光有孕前肥胖、大龄、妊娠高血压疾病、在家盲目保胎这些问题，而且很少做产检，再加上第一次不幸的孕育，孕妈妈身心并未完全调整好，或者说根本就没有调整，就又怀孕了，一直处在紧张和焦虑中，宝宝怎么会好？

在产科，每一位孕妈妈和胎宝宝都牵动着产科医生的心，只不过表现方式不同，有的感性、热情，有的理性、古板，但是绝不会出现冷漠、无情、高姿态的医生。怀孕本身就存在风险，即便前期产检一切正常，也不敢保证几个月之后宝宝就能顺利生下来。我们能做的就是，管理好孕妈妈，也希望孕妈妈能学会自我管理，把身上存在的对胎宝宝不利的所有因素统统规避掉，将风险降到最低，这才是孕妈妈和家属最需要做的。按时产检，是平安生下健康宝宝的一道防火墙，孕妈妈和家人都要重视起来。

十月怀胎，一朝分娩，这一过程承载着许多家庭的希望。我们产科的医务人员，都万分珍视母婴的安全和众多家庭对新生活的希望，工作上总是慎之又慎，一旦出现意外情况谁都难以承受。

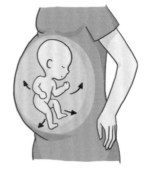

意外流产后应调整好心态再怀孕

很多想要宝宝的夫妻，在妻子意外流产后都会受到打击，可能会沉浸在悲伤的情绪中很久。尤其是妻子，可能很长时间都无法走出意外流产的阴影。很多人都知道应该让妻子好好调理身体，争取尽快再怀上宝宝。可是意外流产女性的心理问题往往不被重视，致使很多女性在还没有调整好心态之时又怀孕了。

有位孕妈妈每次来我这里做检查时，总是寡言少语、郁郁寡欢的，询问病情和病史时她妈妈回答倒比她多。我看她这样子，就想开导开导她："孕妈妈的心情也会影响胎宝宝的，你回家后要多放松自己，做点自己喜欢的事情，想象一下宝宝可爱的样子啊！"孕妈妈听我这么说，眼眶有些湿润，她妈妈说："医生啊，您多劝劝她吧，自从上次意外流产后，她总是这么一副闷闷不乐的样子，我也拿她没办法。"说完，不由得叹了一口气。我听了这话才明白原来她还有这么一段伤心事，我对她说："过去的事情就不要总去想了，宝宝没有留住也许是和你没有缘分。既然现在又怀上了，就要好好珍惜这个宝宝。你看现在胎宝宝发育很好，下个月你就可以做四维彩超，能看到胎宝宝的模样了。"孕妈妈强忍住眼泪，对我说："我自从怀孕就过得提心吊胆的，总是担心这个宝宝也留不住。"我宽慰她："不用担心，现在宝宝稳稳当当地在你肚子里长大了，后期也不会有太大问题了。如果你每天能开开心心地，宝宝在你的肚子里也会感觉愉快的。"她的眼睛里终于有了一丝喜色，母女两人道谢后相扶着走出了房间。

对于流产后的女性，家人尤其是丈夫应创造和谐气氛，使妻子得到身心健康和愉快。丈夫要体贴和谅解，认识到流产可能是双方因素，即使确实是妻子的原因，也不可一味责怪。女性自己也应积极乐观，勇于面对现实，寻找解决办法，不能一味沉浸于悲痛之中不能自拔。

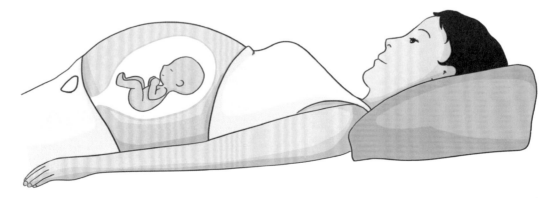

孕4月

胎宝宝在长大

第4个月末，胎宝宝相当于2个鸡蛋的重量。

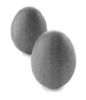

巧吃零食，赶走饥饿

孕妈妈胃口大开，容易饿，此时孕妈妈可备一些零食。不过，不应摄入薯片、薯条等膨化食品，可选择一些新鲜水果。

第92页→

雪天谨慎出行

冬季雨雪天气时，不到万不得已孕妈妈最好不要外出，外出要有家人陪同，以免滑倒造成危险。

第95页→

增加生活情趣，缓解不良情绪

孕妈妈可以多给自己找些快乐的理由，多想些开心的事情，多做些自己感兴趣的事。

第102页→

王大夫说怀孕

已经进入孕中期了，早孕反应逐渐消退，胎宝宝和孕妈妈已互相适应了。孕妈妈此时要增加营养，因为胎宝宝正迅速发育。

{ 虽然已经明显感觉到身体不一样了，但肚子还没有完全隆起，早孕反应也已经消失，趁着这段时间做一些自己想做的事是最好的了，要知道到了孕晚期，身体变得笨重就没有现在这么自由了。不过，生活中也要多注意下面这些细节。

生活 到了这个月，孕妈妈会感觉以前觉得特别合身的衣裤已经不合适了。现在不妨找出以前觉得有些肥的裤子，或者穿上宽松的运动装吧，既舒服又好看。

如果孕妈妈心情不好，准爸爸可以请个假，安排一次旅行，带着孕妈妈再去体会一段甜蜜的二人世界。在出行前，一定要做好准备工作，对目的地的交通、饮食、医疗有一定的了解后再去。旅途中准爸爸要多体贴孕妈妈。每天都要问问孕妈妈的感受，如果孕妈妈感到疲劳，应帮助孕妈妈轻轻按摩小腿、腰背，以缓解孕妈妈的疲劳。

营养 孕妈妈的饮食口味可能会有变化。以前喜欢吃甜食，现在可能喜欢吃酸味或者辣味的食物，或者突然想要吃以前从来没吃过的东西，家人做饭时多体贴孕妈妈，让孕妈妈吃合意的饭菜，是此时对孕妈妈和胎宝宝最好的照顾。

养成规律的睡眠习惯，晚上在同一时间睡眠，早晨在同一时间起床。尤其是怀孕后就辞职在家的孕妈妈，一定要保证规律的作息。不要总是躺在床上，可以适当做做运动，找点自己喜欢做的事情，玩手机、电脑时间都不要太久。

做个唐氏筛查，很有必要

孕 16~20 周，除了血压、体重、血常规等基本检查外，孕妈妈还要做一次孕中期的唐氏筛查，这是排除先天性痴呆患儿的检查，非常重要，建议孕妈妈在孕 16 周做。唐氏综合征的发病率有很大的随机性，年龄超过 35 周岁的孕妈妈，发病概率高，但正常育龄女性也有这种可能。因此，所有孕妈妈都应做该项检查，特别是 35 周岁以上的孕妈妈。

孕 4 月产检项目

☐ 子宫检查

☐ 检查是否有静脉曲张或皮疹

☐ 通过超声波仪听胎宝宝的心跳

☐ 通过超声波看到胎宝宝的移动与已经发育成形的各个器官

☐ 如果胎宝宝疑有染色体异常，可进行唐氏筛查或羊膜腔穿刺检测胎宝宝染色体疾病

☐ 体重及血压检查（此时体重会有明显增加）

☐ 尿常规检查（检查是否患有肾脏疾病）

☐ 与医生讨论孕期心情的变化和自己关心的问题

（以上项目可作为孕妈妈产检参考，具体产检项目以医院及医生提供的建议为准。）

产检省时省力小妙招

去医院前，先看看下面的内容，让产检省时省力还能一次就过。

测胎心前，孕妈妈要保持良好的心态和轻松的心情，避免大喜大悲，最好不要喝咖啡和浓茶，少吃辣椒、咖喱等食物。

关于唐氏筛查有些医院不具备检查资质，需到别的医院进行检查。孕妈妈最好提前了解一下，以免耽误时间。不是每个孕妈妈都要做羊膜腔穿刺，唐氏筛查结果为高危的孕妈妈，才需要做羊膜腔穿刺检查。而且应到大医院配合超声波检查，由有经验的医生操作。

量血压时一定要放松，有些孕妈妈因为在医院里交各种费用而走来走去，或是来到医院感到紧张，使得量出来的血压有些失常。碰到这样的情况，医生会建议孕妈妈先休息 15 分钟，安静下来以后再进行测量。

王大夫手把手教你看懂报告单

本月，除了一些常规产检项目，还会进行一次唐氏筛查。唐氏综合征是一种最常见的染色体疾病，一般是通过检查孕妈妈血清中甲胎蛋白（AFP）和 HCG 的浓度，结合孕妈妈预产期、年龄、体重和采血时的孕周，计算出"唐氏儿"的危险系数。如果结果不太理想，还可能会做羊膜腔穿刺检查。此外，孕中期还做白带常规检查。下面一起来看看怎么看懂产检报告单吧！

＊ 看懂唐氏筛查报告单

了解了唐氏综合征是怎么回事后，我们来解读一下唐氏筛查报告单吧。

HCG：人绒毛膜促性腺激素的浓度，医生会将这些数据连同孕妈妈的年龄、体重及孕周通过计算机测算出胎宝宝患唐氏综合征的危险度。

AFP：是女性怀孕后胚胎肝细胞产生的一种特殊蛋白，作用是维护正常妊娠，保护胎宝宝不受母体排斥（起保胎作用）。这种物质在孕 6 周就出现了，随着胎龄增长，孕妈妈血中的 AFP 含量越来越多，最多时可达 1 毫克 / 毫升。胎宝宝出生后，妈妈血中的 AFP 含量会逐渐下降至 20 微克 / 毫升（相当于健康人的正常含量）。

危险度：是一个比值，一般来讲，这个比值低于 1/270，就表示危险度较低，胎宝宝患唐氏综合征的概率很低。但筛查也有假阴性。

结果："低风险"即表明低危险，孕妈妈大可放心。但万一出现"高危"字样，孕妈妈也不必惊慌，因为高风险人群中也不一定都会生出唐氏儿，这还需要进行羊水细胞染色体核型分析确诊。

＊ 看懂白带检查报告单

有的医院会要求孕妈妈在孕中期做一个白带常规检查，以此来诊断是否患有阴道炎、盆腔炎等妇科疾病。白带检查主要包括阴道清洁度、滴虫、念珠菌、细菌性阴道病的检查。

化验阴道清洁度时常用 pH 来表示酸碱度，正常时 pH 为 4.5，患有滴虫性或细菌性阴道炎时白带的 pH 上升，可大于 5 或 6。

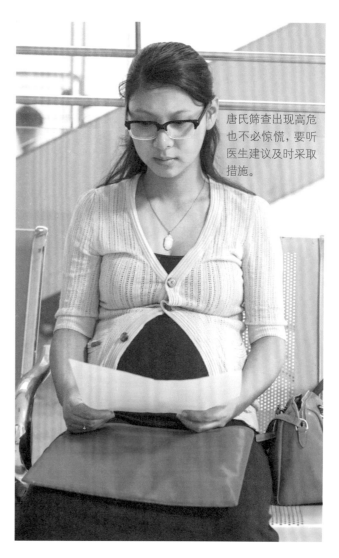

唐氏筛查出现高危也不必惊慌，要听医生建议及时采取措施。

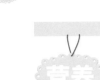

营养

营养摄入应兼顾身材与身体

吃对食物，预防妊娠纹

一位非常时尚漂亮的孕妈妈，为了胎宝宝健康成长，她已经不怎么化浓妆，不使用香水了。但是孕4月来做产检时，我发现胎宝宝比实际孕周看起来小一些。原来她从怀孕以来体重增加了3千克，她感觉增长得有点快了，害怕以后会产生妊娠纹，所以她近来都在节食控制体重。

"爱美之心"可以理解，但是这样的做法实在不妥。我说："不想长妊娠纹可以适当控制体重增长，但应该通过多运动来达到目的。孕期节食是非常不妥的做法。"

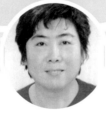

孕期需要控制体重，一方面有助于顺产，另一方面对减少妊娠纹有一定作用。但是，孕妈妈不宜采用减少食量或不摄入脂肪的方式来达到目的。日常饮食做到合理搭配，就能兼顾胎宝宝发育的需要和孕妈妈美丽的愿望。

适量吃猪蹄预防妊娠纹

猪皮、猪蹄中含有丰富的大分子胶原蛋白和弹性蛋白。胶原蛋白能促进皮肤细胞吸收和贮存水分，防止皮肤干瘪起皱，使其丰润饱满，平展光滑；弹性蛋白能使皮肤血液循环旺盛，营养供应充分，增强皮肤的弹性和韧性。孕妈妈适量吃些猪皮、猪蹄以及含胶原蛋白丰富的食物，有助于预防妊娠纹。

常吃番茄，祛斑养颜

番茄富含番茄红素、维生素C、维生素B_1、维生素B_2、胡萝卜素、钙、磷等多种营养元素，具有很好的保健功效，能够清热解毒、生津止渴，所以经常吃番茄对孕妈妈和胎宝宝都是有好处的。而且番茄是一种能够淡化妊娠斑的理想食物，番茄中富含的番茄红素、维生素C和β-胡萝卜素，具有祛斑养颜的功效。

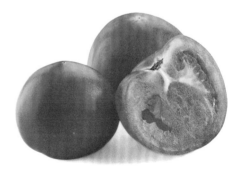

番茄是祛斑养颜的理想食物。

水是天然的美容保湿品

在人体的组成物质中，水含量最大。人可以 7 天没有东西吃，但不能 1 天没有水喝。水不仅是维持生命的重要营养素，而且对皮肤有润泽作用。饮水能使肌肤组织的细胞水量充足和富有弹性，让皮肤细嫩、滋润并减少褐脂与皱纹。所以孕妈妈孕期应充分饮水。

早饭前 30 分钟喝 200 毫升温开水，可以温润胃肠，使消化液充分分泌，以促进食欲，刺激肠胃蠕动，有利于定时排便，防止痔疮、便秘。早晨空腹饮水，水能很快被胃肠吸收进入血液，使血液稀释，从而加快血液循环，补充细胞丢失的水分。

白开水是孕妈妈最好的饮料之一

白开水是补充人体水分的最佳选择，它最有利于人体吸收，且极少有副作用。各种果汁、饮料都含有较多的糖及其他添加剂和大量的电解质。这些物质能较长时间在胃里停留，会对胃产生许多不良刺激，不仅直接影响消化和食欲，而且会增加肾脏过滤的负担，影响肾功能。摄入过多糖分还容易引起肥胖。因此，孕妈妈不宜用饮料代替白开水。

脂肪摄入不可少

本月由于胎宝宝进入急速生长阶段，孕妈妈要格外关注一下脂肪的补充。脂肪主要由甘油和脂肪酸组成，脂肪酸可分为饱和脂肪酸和不饱和脂肪酸。某些不饱和脂肪酸人体不能合成，也称为必需脂肪酸。孕期每天摄入脂肪约为 60 克（包括炒菜用的植物油 25 克和其他食品中含的脂肪）。千万不可摄入过多，以免引起孕妈妈体重增加过快。我们日常生活中食用的豆油、菜籽油、花生油、芝麻油等植物油以及核桃、松子、花生等坚果还有鱼、虾、动物肝脏等都富含脂肪。

王大夫推荐健康脂肪 **3** 来源

鱼类 三文鱼、鲭鱼等富含 ω-3 脂肪酸，对心脏有益。

牛油果 含不饱和脂肪酸，可降低胆固醇。

坚果 植物脂肪较动物脂肪更健康。

适量吃葵花子，补充"健康脂肪"

葵花子富含亚油酸，可以促进胎宝宝大脑发育，同时含有大量的维生素 E，可以促进胎宝宝血管生长和发育，其中含有的不饱和脂肪酸是"健康脂肪"，能降低胆固醇。所以，孕妈妈可以适当吃些葵花子，在空闲时候嗑一小把葵花子，每天一次即可。

补充维生素 C，美白肌肤

孕期激素的分泌有时候会对孕妈妈某些部位的皮肤造成不良的影响，如雌激素会抑制油脂分泌，使皮肤变得干燥。而维生素 C 是体内有害物质的清除剂，能够帮助皮肤排出毒素，使皮肤变得白皙光滑。所以孕妈妈应常吃富含维生素 C 的食物，如猕猴桃、番茄、草莓等。

巧吃零食，赶走饥饿

孕 4 月孕妈妈胃口大开，易产生饥饿感，此时孕妈妈可备一些零食，既能给身体及时补充能量，又有益于胎宝宝的发育。不过，孕妈妈选择零食应讲究技巧，不应摄入大量油炸、高热量零食，如薯片、薯条等膨化食品。孕妈妈吃膨化食品，不仅影响正餐摄入量，而且膨化食品中含有的添加剂等物质，还会通过血液对胎宝宝造成影响。

孕妈妈的零食应该根据自身情况，选择一些坚果和新鲜水果，如核桃仁、红枣、黄瓜、番茄或者鲜榨蔬果汁，以及全麦面包、全麦饼干等。

不宜过度节食

随着孕周的增加，孕妈妈的体重也在不断增加，这是很正常的孕期现象，不同于一般的肥胖。整个孕期和分娩过程都需要一定的能量，这需要孕妈妈在日常饮食中一点一滴吸收和储备。一般情况下，孕期增加的体重在产后会逐渐恢复到孕前，所以孕妈妈不必节食，反而应以增进营养为主。

适量多吃黑米

黑米具有健脾润肠、养肝明目等功效，可缓解便秘、食欲缺乏、脾胃虚弱等症状，适当多吃对身体有益。

豆制品虽好却不能过量吃

本月孕妈妈不宜过量食用豆制品。因为本月是胎宝宝性腺形成和发育的关键期，此时母体如果摄入过多的激素可能会影响胎宝宝性腺发育，而豆制品中含有大豆异黄酮，这是一种植物的"类雌激素"，过量摄入这种"类雌激素"，可以起到部分雌激素的作用。

此外，孕妈妈还应注意避免过多食用激素含量高的肉类食物，这些隐藏在肉类中的激素也会对胎宝宝发育造成不良影响。

少量吃海产品，预防甲状腺疾病

胎宝宝严重碘缺乏会对大脑发育造成不可逆的伤害，其严重后果就是克汀病。所谓克汀病是指以智力残疾为主要特征并伴有精神综合症或甲状腺功能低下的一种疾病。只要孕妈妈在孕期补充足够的碘，都能完全预防。因此，孕妈妈可以每周吃一至两次海产品并用碘盐烹饪。

豆浆一定要煮开

豆浆必须要煮开，煮的时候还要敞开锅盖，煮沸后继续加热 3~5 分钟，使泡沫完全消失，让豆浆里影响蛋白质吸收的成分被完全破坏。豆浆不宜多喝，每次饮用 250 毫升豆浆为宜。自制豆浆尽量在 2 小时内喝完。

营养要均衡全面

　　孕期饮食最重要的是做到平衡膳食，从而保证摄入均衡适量的营养素，因为营养素是胎宝宝生长发育的物质基础。食物多种多样，不同的食物所含的营养素各不相同，每种食物都有它的营养价值，不可偏好蛋白质含量高或者某种微量元素高的食物。适当选择食物，并合理搭配，才能获得均衡全面的营养。

　　食物的搭配有一些技巧，大米与多种食物搭配可提高蛋白质的利用率，如蒸米饭或煮粥时加入水果、蔬菜、肉、菌菇类等；小米与豆类搭配可弥补赖氨酸不足，用小米煮粥时，可加入绿豆、黄豆、红豆等同煮；菜豆与肉类搭配可补充构成蛋白质必需的氨基酸。

煮粥时加入蔬菜等食材，
营养加倍，口味更棒。

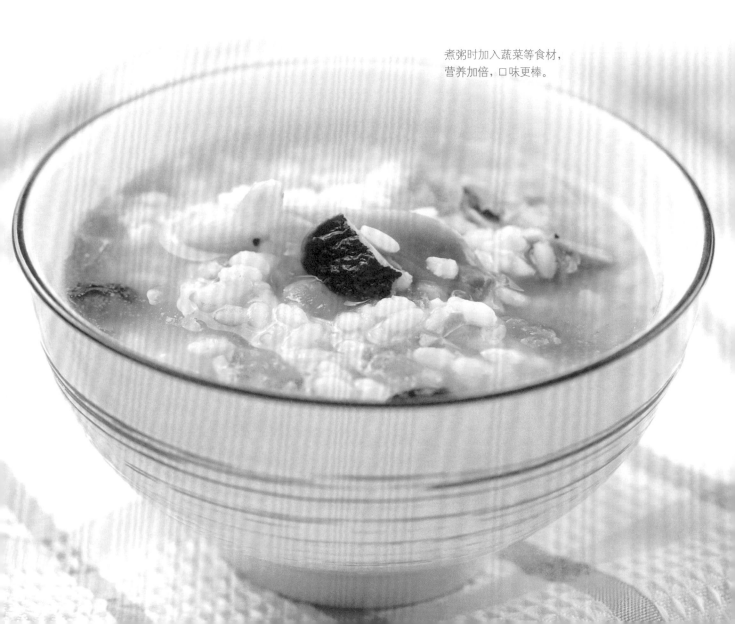

生活

孕期坐、立、行，都要注意安全

外出要注意安全

有一天，清早刚出门诊，就来了一对神情焦急的夫妻。看样子，妻子已经怀孕有 5 个多月了。丈夫扶着妻子坐下，孕妈妈说："医生，昨天我骑车出门，不小心摔了一跤。快帮我看看，现在宝宝怎么样了。"我问："阴道有没有出血？肚子感觉疼吗？胎动有什么变化吗？"我仔细询问了病史，她没有腹痛、阴道流血，阴道流液，看情况没有大问题。于是我说："万幸的是你是在孕 5 月摔的，你现在子宫内的羊水多，胎宝宝还不是特别大，所以这一跤对他应该没什么影响。"后来，经过 B 超检查，看到胎宝宝情况正常，这对夫妻才放心下来。

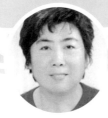

孕妈妈及家人一定要注意孕妈妈的出行安全，尤其是在孕早期和孕晚期，一旦发生意外可能造成流产或早产。如果腹部受到撞击，没有出现腹痛、阴道出血等情况，就不会有太大的问题。

孕妈妈出行要十二分的小心

整个孕期的出行都应引起孕妈妈十分的注意加十二分的小心。尤其是需要长途旅行时，不宜长时间乘坐交通工具。如果无法避免，最好适时休息一下，不要让自己感觉疲劳。

如果要骑自行车出行，最好选择女士自行车，并将车座调整至适合的高度。孕早期最好不要骑自行车，因为骑自行车的姿势会使腹部受压，易导致盆腔充血，不利于胎宝宝发育。而且若路面不平坦，骑车上下颠簸，还会增加子宫震动，不利于胎宝宝在子宫内的稳定。

孕妈妈乘坐公共交通工具出门时，最好避开交通高峰，提前出门。交通高峰时，车内人多，有可能会使孕妈妈腹部受到冲撞，而过于拥挤的环境空气污浊，也不利于孕妈妈呼吸新鲜空气。若在车内遇人多拥挤的情况，孕妈妈可提前下车，换乘下一辆或者改乘其他交通工具。

孕妈妈乘私家车时，应注意车内清洁和空气流通，而且最好不要自己驾驶。此外，孕妈妈在散步时，应远离正在跑跳的孩子和附近正在奔跑的孩子，以免冲撞到自己。

行动要稳，避免滑倒

怀孕后，孕妈妈走路要稳当，每一步都要停稳了再走，不要着急快走。行走时要背直、抬头、收紧臀部，保持全身平衡，稳步行走，不要用脚尖走路。到了孕中期和孕晚期，腹部负担重，孕妈妈行走吃力时，也可利用扶手或栏杆行走。

为了肚子里的胎宝宝，还要注意生活中的小细节，应时刻保持家里地面的干燥，在容易滑倒的地方如浴室和厨房门口放上吸水防滑的垫子，减少孕妈妈滑倒的风险。而准爸爸拖地时，孕妈妈可以坐在一边休息，等待地面干燥后再下地行走。

正确坐姿，省力又安全

孕 4 月，孕妈妈的身体变化还不大，但从此刻开始应注意坐姿、站姿等，有助于培养良好的习惯，为以后肚子变大时的坐、立、行、走打好基础。

孕妈妈坐时，最好将椅子高度调整到 40 厘米，椅面宜选稍微硬一些的，过软的椅子会让孕妈妈更累。

孕妈妈坐下时先稍靠前边，然后移臀部于中间，深坐椅中，后背笔直靠椅背，臀部和膝关节成直角，大腿呈水平状，这样坐着不易发生腰背痛。

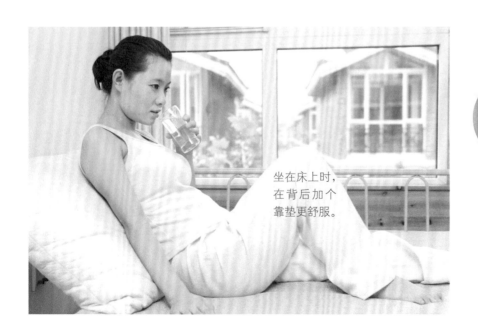

坐在床上时，在背后加个靠垫更舒服。

雪天谨慎出行

冬季雨雪天气时，不到万不得已孕妈妈最好不要外出。在雪天外出的时候，最好选择刚刚飘雪时，或者积雪要化完的时候，而且要有家人陪同，以免滑倒造成危险。下大雪，地面积雪被冻住时，孕妈妈最好不要出门。另外还要穿得保暖一些，防止感冒。

王大夫给你安全出行的 **3** 建议

长途旅行

最好控制在 5 小时内，中间需休息，做做伸展运动。

孕 8 月前可乘坐飞机，了解目的地当前的流行病，做好预防工作。

出国

携带适合孕妈妈服用的晕船药，确保船上有医务工作者，以防意外。

乘船

孕期购物别贪多

购物会使孕妈妈的心情舒畅，感到放松，而且走路等于散步，也是一种很好的锻炼，但应注意不要行走过多，行走速度不宜快，更不要穿高跟鞋；一次购物不宜多，如果自己一人出行，拎的东西最好不要超过 5 千克；购物时间要控制，步行时间不要超过 1 小时，感觉累了，要随时休息；不要在人流高峰时间出去搭乘公共交通工具；不宜到人群过于拥挤的商场去。

有意识地控制体重

随着胎宝宝的生长发育，以及孕妈妈早孕反应结束，胃口变好，孕妈妈的体重会不断增加。此时孕妈妈应注意体重增加比例。孕妈妈在整个孕期增重以 10~14 千克为宜，孕早期因胎宝宝还较小，体重增加 2 千克为宜，孕中期每月体重增加 1.5 千克左右为宜。

做爱做的事儿

孕妈妈不必对性生活敬而远之，其实只要避开容易导致流产的孕早期和易早产的孕晚期，孕 4 月后，健康的孕妈妈是完全可以适度进行性生活的。

孕妈妈及准爸爸在房事前要排尽尿液，清洁外阴和男性外生殖器，选择不压迫孕妈妈腹部的性交姿势。一般主张动作轻柔不粗暴，插入不宜过深，频率不宜太快，每次时间以不超过 10 分钟为度。孕妈妈在性交后应立即排尿并洗净外阴，以防引起上行性泌尿系统感染和宫腔内感染。

性交过程中，孕妈妈如果感到腹部发胀或疼痛，应该暂时中断休息一会儿。如果一种体位让孕妈妈很不舒服，应要求更换其他的体位，准爸爸也要时刻关注孕妈妈的反应，双方亲密配合，才会让孕期性生活更快乐。

赶走妊娠斑，越孕越美丽

妊娠斑是由于皮肤色素沉着增加导致的，但妊娠斑的出现时间并不固定，有的人孕期会出现，有的人则不会出现，所以妊娠斑预防越早越好。

妊娠斑防治的好方法就是注重补充维生素。含有丰富维生素 C 的水果，如猕猴桃、番茄、草莓等和富含维生素 B_6 的奶制品对于预防妊娠斑都较为有效。维生素 C 可以抗氧化，能减轻或阻止妊娠斑出现。

预防妊娠斑要减少阳光和紫外线照射。孕妈妈外出时宜打伞、戴帽子，以减少紫外线对脸部皮肤的照射。此外，孕妈妈保持乐观、愉快的情绪和充足的睡眠，也能预防妊娠斑产生。

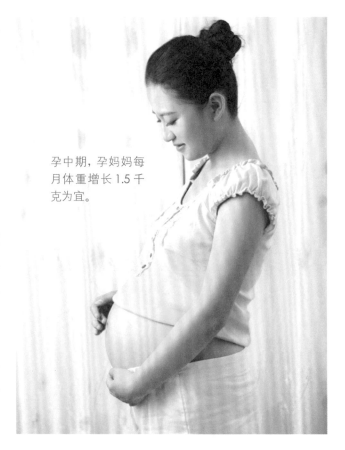

孕中期，孕妈妈每月体重增长 1.5 千克为宜。

及早预防妊娠纹

从孕 4 月开始就应开始着手预防妊娠纹的产生了。适度按摩肌肤，尤其是按摩那些容易堆积脂肪产生妊娠纹的部位，如腹部、臀部下侧、腰臀之际、大腿内外侧、乳房等，可以有效增加皮肤的弹性、减轻或预防妊娠纹的产生。

按摩的同时也可做些皮肤护理，选用一些橄榄油可保持肌肤滋润，让按摩更容易进行，如果是专用的预防妊娠纹的按摩油效果会更好。皮肤护理可以自己做也可以到专业的美容院做，但要注意应选择那种天然的、能增强皮肤弹性的按摩霜；也可以在洗澡时轻轻按摩腹部的皮肤，增强皮肤的弹性。

＊ 重点部位预防妊娠纹的方法

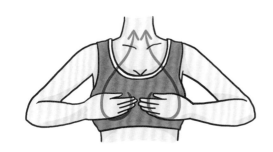

乳房：从乳沟处开始，用指腹由下往上、由内至外轻轻按摩，直到推进至下巴、脖子。

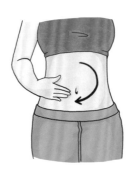 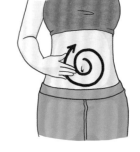

腹部：由肚脐开始，在肚脐周围顺时针方向划圈，划圈范围慢慢地由小到大，按摩腹部皮肤。

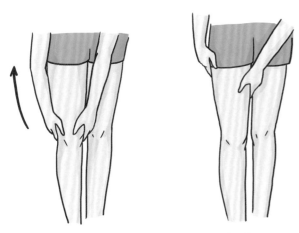

大腿：由膝盖开始，从大腿后侧往上推向髋部。

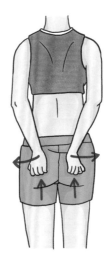

臀部：将双手放在臀部下方，用手腕的力量由下往上，由内向外轻轻按摩。

运动

运动的时间，挤挤还是有的

见缝插针做运动

有位孕妈妈，她是个十足的吃货，爱吃、会吃、会做。她孕前体重就偏胖，1.62米的身高，体重却有65千克，BMI大于24。孕4月来产检，称体重时我被显示的数字吓到了——71.2千克。我问她："你平时没有称体重的习惯吗？体重长了这么多，你怎么不控制一下呢？"她不好意思地说："我这个月不怎么吐了，胃口好了很多，所以吃得就多了一点。"继而又理直气壮地说："我不吃，宝宝也会饿的啊！肚子总是感觉饿，我不吃能行吗？""你可以吃，但是也别吃太多啊！还有，要增加运动量。""平时上班都很忙，没有时间运动啊！""一些运动可以随时随地进行的，只要你想运动，时间总会有的。上下班早一站下车，走走也好啊！"

其实，运动并不需要多少时间，每天抽出半小时，或者工作间隙的15分钟适当活动，都对控制体重有帮助。

工作也相当于运动

坚持工作的孕妈妈，上下班即是运动，工作中来来回回地走动也是运动，一边工作，一边又锻炼了身体，所以孕妈妈完全可以在工作中找到乐趣，这也是一段非常难忘的经历。

需要注意的是，孕妈妈每日工作时间不应超过8小时，而且要避免上夜班。当工作中感到疲劳时，在条件允许的情况下，可休息10分钟左右，也可到室外、阳台或楼顶呼吸新鲜空气。晚饭后，坚持到附近公园、广场、体育场、田野、宽阔的马路或乡间小路散步，除了可以缓解疲劳外，还可调节和保持良好的精神状态，对自身和胎宝宝的身心健康都有益，最好夫妻同行。

可以在办公室做的运动

如果公司所在地远离马路，环境幽静，职场孕妈妈可以趁着午休时间到公司楼下散散步。工作间隙可以在办公室做做伸展运动，活动活动手腕、脚踝等部位。另外，还可以到无人的会议室或走廊做几分钟的孕妈妈体操，既可以提高身体的韧性，还有利于日后分娩和产后身体的恢复，每次锻炼的强度不要太过于苛求自己，以不感到吃力为限。

要根据个人体质选择运动项目

虽然运动有种种好处，但不同体质的人应选择不同的运动项目，针对自己的体质进行不同的运动，才会很快收到效果！

如果爬几层楼梯就会"气喘如牛"，就应该多做有氧运动，或多游泳，这样可以锻炼肺活量，消耗脂肪。如果经常腰痛、腿痛，可以做静态的伸展运动，以强化肌肉骨骼。

看起来瘦弱，但却有很多脂肪的人，肌肉力量和内脏器官的功能往往不强，体力不好。这类人适合的运动是步行、爬楼梯、游泳等能使脂肪燃烧的运动。

瘦弱、脂肪少、肌肉力量不强、体力不佳型，往往内脏器官也不太健康。运动时，应该先慢慢锻炼好基本体力，逐渐强化肌肉力量、持久力及身体柔软度。

避免挤压腹部的运动

随着孕期的不断推进，孕妈妈的腹部越来越大，在运动过程中应特别注意保护腹部，不要做压迫腹部的动作，如弯腰双手触地、侧弯腰伸展等。一些难度比较大的动作，以及需要柔韧度比较好的动作，孕妈妈不必强求动作规范，一切活动都要以腹中的胎宝宝为重，不可逞强。

怎样在跑步机上锻炼

如果天气不好，孕妈妈可以在家利用跑步机锻炼。使用跑步机时应注意安全，速度不要太快，应调至慢档，在跑步机上慢走。还可以稍微加几度的坡度，这样可以减轻膝盖的压力。

钟爱爬楼梯的孕妈妈要注意

爬楼梯是一项非常容易实现，又不需要特别空出时间就能完成的运动。一些孕妈妈就超级钟爱爬楼梯。另外一些职场孕妈妈需要在不同楼层办事情，爬楼梯的时候也比较多。但是孕妈妈们一定要量力而行，不要爬太多的楼梯。如果身体感到比较笨重就不要强撑着爬楼梯了。而且胎宝宝越来越大，孕妈妈的"腹"担越来越重，如果走了太多的楼梯，对于腰部和膝关节都会造成不小的负担。

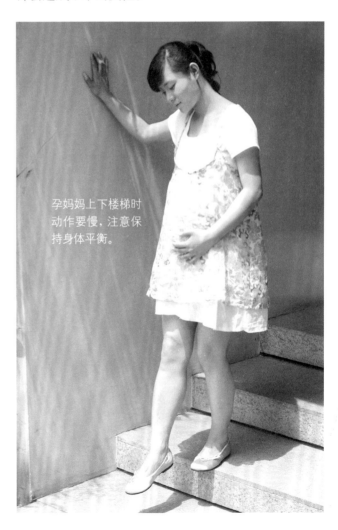

孕妈妈上下楼梯时动作要慢，注意保持身体平衡。

孕妈妈体操：活动脚尖关节

　　许多职场孕妈妈长期坐着，会出现静脉曲张的情况，尤其是孕中晚期，随着下肢压力的增大，是静脉曲张容易高发的时期。静脉曲张既影响美观，又危害着人体的健康，所以从孕早期开始，孕妈妈就要积极预防。工作时、坐车时、散步时可以做做活动脚尖关节的运动，促进腿部血液循环。

1 运动强度 ★☆☆☆☆
此动作运动强度比较小。

2 运动时间
午休或工作间隙。

3 运动次数
每天运动次数不限。

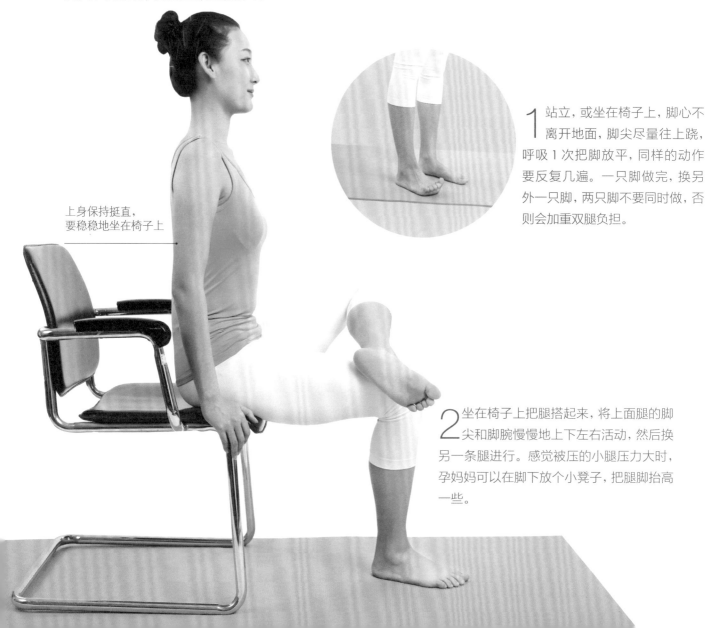

上身保持挺直，要稳稳地坐在椅子上

1 站立，或坐在椅子上，脚心不离开地面，脚尖尽量往上跷，呼吸1次把脚放平，同样的动作要反复几遍。一只脚做完，换另外一只脚，两只脚不要同时做，否则会加重双腿负担。

2 坐在椅子上把腿搭起来，将上面腿的脚尖和脚腕慢慢地上下左右活动，然后换另一条腿进行。感觉被压的小腿压力大时，孕妈妈可以在脚下放个小凳子，把腿脚抬高一些。

孕妇瑜伽：坐立前屈

这组动作有伸展腰背部的作用，减轻疲劳的同时，可以使呼吸更加轻松。腰椎、颈椎不好的职场孕妈妈，可以经常做此运动，既能缓解腰背酸痛，又有利于颈椎的健康。

1 运动强度 ★★☆☆☆
运动强度一般，所以做运动的时间要充分。

2 运动时间
安排在上午的 10 点或下午的 3 点。

3 运动次数
每天可以做两三次。

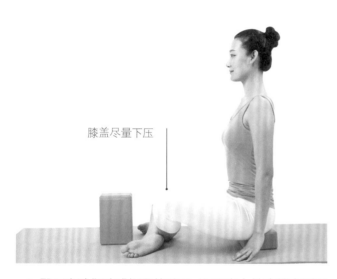

膝盖尽量下压

1 臀下坐瑜伽砖或折叠的毯子，双手有力地支撑有利于背部向上伸展，双腿简单交盘，交叉点以小腿中间点为宜。

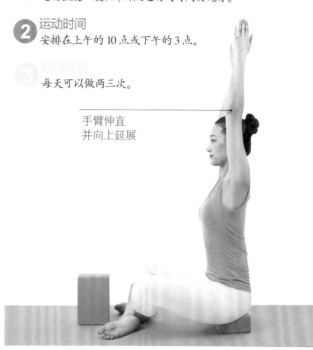

手臂伸直
并向上延展

2 吸气，双手向上举过头顶，尽可能延展侧腰向上。做此动作时，手臂要紧贴耳部，这样才能体会向上延展的状态。

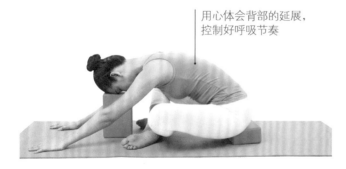

用心体会背部的延展，
控制好呼吸节奏

3 呼气时向前伸展身体，将额头放在提前准备的瑜伽砖上，双腿尽量放松。在此姿势停留 5 组呼吸后，双腿交换，再做 1 遍。

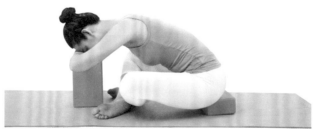

4 感觉做第 3 个动作比较吃力时，可以找一个比瑜伽砖高的小凳子，把头和双手放在上面，体会背部的延伸。

你安心，胎宝宝才健康

心理

孕妈妈的"致畸幻想"

有位孕妈妈家庭富裕，生活无忧无虑，怀孕后她就一直在家专心养胎。还没到产检的日子，她就来了，我问她怎么回事。她说："我现在是不是能做大排畸检查了？我总是担心宝宝会存在什么畸形。"在我的追问下，她终于说出了原委。她孕前没有补叶酸，虽然后来一直在吃叶酸增补剂，但是这个"失算"一直困扰着她。前两天晚上她梦到自己的宝宝是个"三瓣嘴"，这个噩梦弄得自己惶惶不可终日。我安慰她说："只是梦而已，别自己吓自己。孕前没有补充叶酸也不一定就会导致宝宝畸形，放心啊！你现在还不到做大排畸的时间呢，现在做也看不清楚，到时候再来吧。"

这位孕妈妈的这种情况是典型的"致畸幻想"，由于精神过度紧张、忧虑，心中不断生出种种不切实际的负面幻想——担心宝宝生下来兔唇、斜颈或长6根手指等。相对于忙碌的孕妈妈来说，那些悠闲的孕妈妈更容易产生"致畸幻想"。

增加生活情趣，缓解不良情绪

孕妈妈可以多给自己找些快乐的理由，多想些开心的事情，多做些自己感兴趣的事。如读一本小说，听听舒缓的音乐，看看喜剧片，或者想象宝宝的样子给宝宝画一张画，也可以打电话给个性开朗的朋友聊聊天等，这些都有助于孕妈妈缓解压力，"赶跑"不良情绪。

摆放绿色植物，美化环境、愉悦心情

摆放绿色植物能调节室内温湿度，还能改善孕妈妈的心情。孕妈妈可以在家中或电脑旁摆放些绿色植物，如仙人掌、绿萝这样的植物，能吸收电脑辐射。生活或工作间隙，看看这些绿色植物，能缓解视觉疲劳，让心情愉悦起来。而一些香味浓烈的植物如郁金香、百合，则不适合摆放在室内。此外，绿色植物虽好，但也不要摆放过度，夜间植物会释放过多的二氧化碳，不利于呼吸。

怀孕了就要待在家里，哪里都不去吗

怀孕后，孕妈妈被列为"重点保护对象"，一家人都围着孕妈妈转，可以说是"衣来伸手，饭来张口"，有的家人还劝孕妈妈不要再工作了，好好在家养胎。专家指出，这样反而不利于孕妈妈及胎宝宝的健康。坚持正常工作和生活，不但能更容易度过孕期，而且有利于产后身体的恢复。

调查表明，有 60%~90% 的女性，在怀孕初期都会出现胸闷、耻骨疼痛、乏力等孕期不适，但坚持正常工作和生活的孕妈妈，由于工作和生活都比较有规律，所以孕期不适相对较轻。

怀孕后，有些孕妈妈还会变得异常敏感，每天吃什么都变得谨慎小心，有时还会莫名产生"致畸幻想"。这种心理在闲暇和独处时会表现得比较强烈，而忙碌的工作和正常的生活会转移孕妈妈的注意力，同时也会冲淡这种焦虑。另外，在工作中，孕妈妈也要适当控制自己的情绪。尤其是受到同事夸赞时，如"气色不错，一定能生个漂亮聪明的宝宝"，这种幻想就会在不知不觉中慢慢被淡忘。

担心宝宝畸形的孕妈妈这样做

孕妈妈怀宝宝时，每天都会幻想关于胎宝宝的一切，最害怕的就是将来宝宝不健康了。稍微吃点忌口的东西，或者是不小心碰到了肚子，就很是担心。怎样才能击碎孕妈妈们的"致畸幻想"呢？

✽ 记录营养

每天记录所吃食品的种类和大致的量，你就能心中有数。用实实在在的数据增加自己的信心，避免自己盲目的预测，给胎宝宝带上不健康的"帽子"。而且日记记得越多，妈妈的这种恐慌感就越少，对宝宝的健康就越放心。

✽ 乐观的心理暗示

多做心理暗示：自己的胎宝宝一定很健康、很活泼，还很可爱呢！每天给自己灌输这些思想，潜移默化下压力就慢慢地少了，自己也轻松了不少。

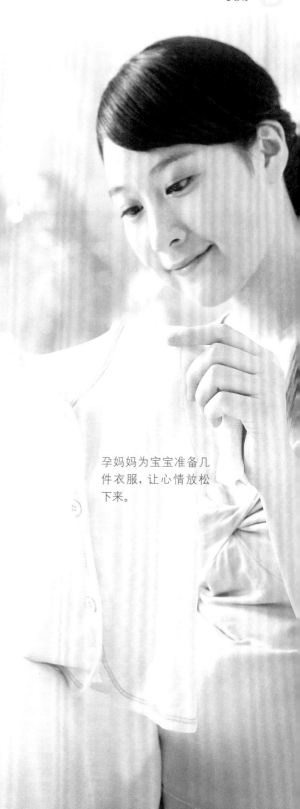

孕妈妈为宝宝准备几件衣服，让心情放松下来。

王大夫独家分享产科故事

门诊故事

大龄孕妈妈必做

＊做羊膜腔穿刺检查

＊适时缓解工作压力

＊定期检测血压

＊少食多餐，控制体重

二胎孕妈妈必知

＊小心大宝撞到自己肚子

＊给大宝讲一些关于兄弟手足的故事

＊化解大宝对妈妈的担心

＊让大宝参与二宝的胎教

双胎孕妈妈必看

＊预防贫血，适量吃猪肝

＊感冒、发热不要乱用药

＊保持好心情

近视孕妈妈的烦恼

孕妈妈在产检时总是有各种问题问我，这一方面是对孕产知识不够了解的缘故，另一方面也是受一些亲戚朋友曲折经历的影响。

这天，我在门诊遇到了这么一位孕妈妈：皮肤白净，五官清秀，一副眼镜架在高挺的鼻梁上，平添了许多诗书气，给人温婉贤淑的感觉。我看完她的检查报告后，跟她说，胎宝宝一切正常，估计有 3 千克了，最后一个月要继续控制饮食，体重增长不要太快就行。她的骨盆各数值也都正常，胎位也没问题，不出意外的话顺产应该没什么问题。这时候她向我吐露了她的烦恼："可是，我是近视啊，500 多度，能顺产吗？我的同学就是因为高度近视才做的剖宫产。"看得出她对此非常担心。

"你这不算高度近视，高度近视是指超过 600 度。虽然有极少数产妇在自然分娩时发生视网膜脱落，但是，主要原因是眼压过高，用力不当。分娩时用力不当，把脸憋得通红，或者眼睛瞪得老大，这都是用力不当。"看她的表情，还是对顺产没有信心。我继续说："你别担心，你的身体情况和胎宝宝情况都很好，只要在生产时，根据医生的指导，正确用力，不会出现视网膜脱落的问题的。你如果不放心，还可以在产前到眼科去做一下检查，排除病理性近视和眼压过高。"

后来，这位孕妈妈顺产生下了一名女宝宝，眼睛也没有出现一点状况。

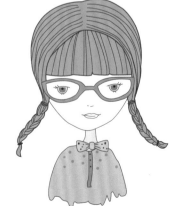

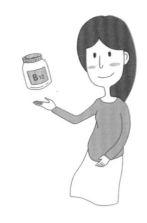

生孩子对于众多家庭而言都是头等大事，这样传宗接代，延续生命的光荣使命，谁家也不会吝惜检查就医的费用，恨不能什么都用最好的，甚至于不花个大价钱都怕对不起腹中的"小祖宗"。

孕妈妈的"强迫症"

大多数人应该都听说过"强迫症"，频繁地洗手，出门前一遍遍确认门是否锁好了，这是强迫症的典型表现。一些孕妈妈在怀孕后也会出现类似的情况。

曾经一位自觉有强迫症的孕妈妈来门诊向我咨询，自己有强迫症，会不会遗传给胎宝宝。她总是担心自己会出现细菌感染，买菜回去的路上，装蔬菜的袋子被小狗嗅了嗅，她回家都不敢吃；蔬菜水果能削皮的都要削了皮吃，清洗过程也是重复多次；吃了某种东西，回想起来感觉不对，就去网上查一番……她给我列举了很多的实例，虽然她也很清楚地知道，这些根本就没有意义，自己也不用这样，但是她就是控制不住自己。

我努力开导她："你是自己给自己的压力太大了，什么事情不要苛求完美，找个时间好好放松下自己吧，实在不行还是去咨询下心理医生吧。你现在的身体状况很好，胎宝宝也很健康，不用想太多。"

还有一些孕妈妈会出现对颜色、图案对称等方面的强迫行为，或者是出现完全违背自己意愿的想法，建议这类孕妈妈及早咨询心理医生，虽然她们做的有些事情看起来很滑稽，但不要忽视孕妈妈的心理健康。

把营养品当饭吃的孕妈妈

现代人对怀孕十分重视，但有些人往往重视过了头，反倒对怀孕没什么好处。

刘女士是一位大龄孕妈妈，一直非常重视产检，每次产检都特别准时，胎宝宝的情况也比较稳定。这次产检后刘女士非常不好意思地向我透露，她最近总被便秘困扰。我询问了她的饮食情况，发现她为了胎宝宝真是不惜万金啊，各种营养品，像钙片、维生素、蛋白粉、DHA 等都是买国外进口的，而且是从怀孕开始每天服用。我开玩笑地说："你这么多营养品吃下来，都不用吃饭了吧？没什么问题吃这么多补剂做什么啊？补钙、补铁过量了就容易便秘，你还是停停吧。"

孕5月

胎宝宝在长大

第5个月末，胎宝宝相当于1个大鸭梨的重量。

粗粮、细粮搭配吃

长期食用精米或出粉率低的面粉，会影响胎宝宝的生长发育，应搭配吃些粗粮，对自己的健康和胎宝宝的发育均有益处。

→第112页

春季应防过敏

合理运动，促进顺产

平时喜欢运动的孕妈妈比平时不爱运动的孕妈妈子宫更有弹性、更有力度，自然分娩过程中收缩的频率也会更快些。

→第116页

王大夫说怀孕

本月孕妈妈的肚子明显隆起，行动时要特别小心，
保护好腹部。另外，监测胎动是本月非常重要的工作，孕妈妈应每天记录
胎动次数。

孕 5 月是一个让孕妈妈非常惊喜的月份，因为她们大多会在这个月感受到明显的
胎动。但也有部分孕妈妈还没有感觉到胎动。这时也不要着急，可能是由于羊水
很多，胎宝宝动作幅度不够大引起的，一般到孕 6 月就能感觉到了。

运动

孕 5 月是体重管理的关键时
期，很多孕妈妈都是从这个月开始
长胖的。所以坚持运动，每天或每周称
一下体重，了解体重的变化也是很有
必要的。

有的孕妈妈可
能在本月就进行
了 B 超大排畸检查，有
的孕妈妈却没有。没有进行此项
检查的孕妈妈也不要着急，一般大
排畸检查都在孕 22~28 周做，但
有的胎宝宝发育比较好，医生
就会在孕 5 月安排。

生活

到了本月，大多数孕妈妈都宜换
上孕妈妈专用的内衣裤，既舒适又有
助于孕妈妈身材的保持。孕妈妈记得提前为自
己准备好。从本月起，孕妈妈也可以根据自己的
喜好，准备孕妇装了。穿着孕妇装出门，在
公共场合也容易得到他人的照顾。

别忘记多吃点新鲜蔬菜、水果。孕 5 月随着孕妈妈子宫的长大，
便秘可能会更加严重，日常生活中多吃点蔬菜、水果，
以及多吃富含膳食纤维的食物，有助于缓解
孕妈妈便秘，减轻孕期痛苦。

大排畸彩超，可以看到胎宝宝了

孕 20 周左右，胎宝宝发育较好的孕妈妈可做大排畸彩超，通过彩超检查了解胎宝宝组织器官发育的情况，从而排除胎宝宝先天畸形。大排畸彩超有三维彩超、四维彩超等，四维彩超还能看到胎宝宝的动态面部表情，孕妈妈是不是很好奇？

孕 5 月产检项目

□子宫检查，测量宫高、腹围

□检查乳房和皮肤

□检查手、脚有无肿胀和静脉曲张

□体重与血压检查

□尿常规检查（检查是否患有肾脏疾病）

□听胎宝宝的心跳

□此阶段必须要通过超声波检查胎宝宝发育情况（大排畸检查）

□胎宝宝活动能力评估（胎宝宝多久动一次，以及孕妈妈的感受）

□与医生讨论孕期心情的变化和自己关心的问题

（以上项目可作为孕妈妈产检参考，具体产检项目以医院及医生提供的建议为准。）

产检省时省力小妙招

本月的产检项目除了常规项目外，还要做皮肤、乳房等检查，重点是大排畸彩超，准爸爸最好陪同孕妈妈一起去，可以从显示仪上看到胎宝宝的样子哦！如果有些孕妈妈在孕 4 月没有做过唐氏筛查，或之前没做过 B 超检查等，此月需要补做这些检查项目。

本月的检查项目增加了宫高、腹围的测量，这有助于了解胎宝宝在宫内的发育情况。测量腹围时是取立位，测量宫高一般是仰躺，这两项检查都没有疼痛感，孕妈妈不必紧张，保持平稳的呼吸，以免影响检测。

本月做大排畸彩超之前，孕妈妈需要注意的是，检查前不需要空腹，快到你的时候，排空尿液即可。检查前，孕妈妈要保持愉悦的心情，不然会影响胎宝宝面部表情的呈现哦！如果胎宝宝的体位不对，无法看清面部和其他部位，可出去走走再继续。

测胎动时，有些孕妈妈可能会遇到胎宝宝不"配合"的情况，这时候孕妈妈不要急，可能胎宝宝只是睡着了，你可以轻拍腹部，或者吃点甜食或出去走动走动唤醒胎宝宝就好了。

王大夫手把手教你看懂报告单

孕 20 周时孕妈妈需要做排畸检查，主要是为了了解胎宝宝的发育情况有无异常。此时羊水相对较多，胎宝宝大小比例适中，在子宫内有较大的活动空间。此时进行检查，可以诊断出严重的开放性脊柱裂、内脏外翻、唇腭裂等畸形。下面一起来看看彩超报告单和宫高、腹围结果。

＊ 看懂彩超报告单

这次彩超需要的时间比较长，报告单给出的项目也比较多，包括胎位、双顶径、枕额径、腹径、股骨长度、耻骨长度、羊水、胎动、胎心、胎心率、胎盘位置、胎盘厚度、胎盘分级等，其中孕妈妈需要关注的主要有以下几项。

胎头（FH）：轮廓完整为正常，缺损、变形为异常，脑中线无移位和无脑积水为正常。

胎动（FM）：有、强为正常；无、弱，可能胎宝宝在睡眠中，也可能为异常。

胎盘（PL）：B 超单上的位置表明胎盘位于子宫壁的哪个方位，其正常厚度为 2.5~5 厘米。

股骨长（FL）：是胎宝宝大腿骨的长度，正常值与相应的怀孕月份的 BPD（双顶径）值差 2~3 厘米。

羊水（AMN）：羊水深度在 3~7 厘米之间为正常。

脊柱（SP）：胎宝宝脊柱连续为正常，缺损为异常，预示着胎宝宝脊柱可能畸形。

脐带（Cord）：正常情况下，脐带应漂浮在羊水中，如在胎宝宝颈部见到脐带影像，可能为脐带绕颈。

W+D：W 表示怀孕的周数，D 表示怀孕的天数。

＊ 看懂宫高、腹围结果

从这次产检以后每次产检都会测量宫高及腹围，以估计胎宝宝的发育情况。

一般，宫高、腹围在不同孕周有一个标准值，孕妈妈可参考这个数值，在正常范围内即为正常。

宫高正常值标准表（单位：厘米）

妊娠周数	下限	上限	标准
满 20 周	16	20.5	18
满 24 周	20	24.5	22
满 28 周	23	28.5	26
满 32 周	26	32.5	29
满 36 周	29	36.5	32
满 40 周	32	38.5	34

腹围正常值标准表（单位：厘米）

妊娠周数	下限	上限	标准
满 20 周	76	89	82
满 24 周	80	91	85
满 28 周	82	94	87
满 32 周	84	95	89
满 36 周	86	98	92
满 40 周	89	100	94

营养

全面营养促胎宝宝成长

孕中期应及时补钙

有位孕妈妈孕 5 月来产检时，向我诉苦："王大夫，我这才怀孕 5 个月，就感觉腰疼，有时候还小腿抽筋。以后月份大了可怎么办呢？"我说："怀孕生孩子总是要受些罪的。你现在这种情况估计是缺钙。去做个血钙含量测试吧。"结果出来，果然是缺钙了。我说："有点缺钙，不是大问题，我给你开一瓶钙片吧。日常饮食要注意，每天喝牛奶、吃点鸡蛋、瘦肉。"她说："牛奶是时不时都会喝一瓶，但是我不怎么喜欢吃鸡蛋和肉。""那你这饮食不够均衡啊，胎宝宝发育需要全面的营养，什么都要吃才行。"

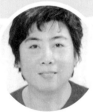

其实孕期缺钙是很普遍的现象，因为胎宝宝的骨骼发育需要从母体中汲取钙质。如果孕妈妈钙质摄入不充足，就会导致腿抽筋、腰痛等不适。孕妈妈到了孕中期应当适当增加营养的摄入量。可以每天早、晚各喝 250 毫升牛奶，可补钙约 600 毫克；多吃含钙丰富的食物，如骨头汤、鱼、虾等。

补钙也要防止钙流失

冬天天气寒冷，孕妈妈出门的时间自然就会变少。这个季节要注意的就是别忽略了晒太阳。胎宝宝在孕妈妈腹中发育需要大量的钙，而仅仅补钙并不能保证钙质的很好吸收，孕妈妈还应该多晒太阳，否则补充的钙容易流失。

但要注意的是，不要隔着玻璃晒太阳。因为玻璃会阻挡阳光中的紫外线，达不到晒太阳的目的。所以孕妈妈在冬季天气较好的时候，应当到太阳底下走一走、转一转，既能温暖身体，又能达到促进钙质吸收的目的。

胡萝卜素促进胎宝宝骨骼发育

本月，胎宝宝腿的长度会超过胳膊，这就意味着孕妈妈要适当摄取 β-胡萝卜素了。被誉为"健康卫士"的 β-胡萝卜素，能够保护孕妈妈和胎宝宝的皮肤细胞和组织健全，特别能保护胎宝宝视力和骨骼的正常发育。此外，由于其在人体内可以转化成维生素 A，故有"维生素 A 源"之称。孕妈妈每天摄取 6 毫克 β-胡萝卜素，相当于每天食用 1 根胡萝卜，基本上就可以满足身体所需。β-胡萝卜素主要存在于深绿色或红黄色的蔬菜和水果中，如胡萝卜、西蓝花、木瓜等。

饮食宜多样，不宜有偏颇

孕 5 月是胎宝宝大脑、骨骼、肌肉的快速发育期，但因孕期较早，胎宝宝所需营养量不大，孕妈妈正常、均衡地饮食就可以为胎宝宝提供全面的营养。均衡的营养来自多样的食物源和平衡的饮食结构，所以孕妈妈本月饮食宜多样，不宜有所偏颇。

巧补碘，促进甲状腺发育

孕妈妈要加强碘的补充。一般情况下，孕妈妈每天需要摄入碘为 175 微克，相当于每天食用 6 克碘盐。如果孕妈妈查尿碘含量低于 100 微克／升，则要加大含碘食物的摄入或服用碘丸，同时必须在医生的指导下，采用正确剂量进行补充，以防止摄碘过高。除碘盐外，富含碘的食物主要为海带、紫菜、海虾、海鱼、海参、海蜇、蛤蜊等海产品，另外，红薯、山药、白菜、菠菜、鸡蛋、胡萝卜中也含有碘，孕妈妈可适当多吃一些。

警惕维生素 A 补充过量

孕 5 月，孕妈妈应该补充维生素 A，但要注意避免维生素 A 补充过量。有新研究发现，维生素 A 补充过量会对胎宝宝肾脏、中枢神经系统产生影响，可能会导致神经系统畸形。一般来说，孕妈妈饮食均衡，就可以保证维生素 A 的所需量，不需要额外补充。

此外，维生素 A 可长期贮存于人体内，所以孕妈妈宜从孕前开始适量食用富含维生素 A 的食物，如乳制品、肉类、蛋类等。

多吃补铁食物

孕妈妈本月可能会觉得体虚、疲倦、气短甚至昏厥，那是贫血的表现，应多吃富含铁的食物，如牛肉、青豆、大豆，也可以请医生开一些日常用铁补充剂。维生素 C 有利于铁质吸收，孕妈妈在补充铁的同时，也要多吃一些富含维生素 C 的食物。

王大夫给出的均衡饮食 **3** 建议

荤素搭配

素食和荤食都要吃，尤其体重偏低的孕妈妈。

粗细搭配

主食选择不应过于精细化。粗细搭配更健康。

红色、白色、黑色、绿色、黄色食物都要吃。

颜色搭配

青豆补铁，孕妈妈可适量吃些。

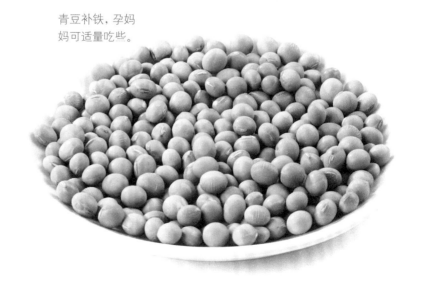

多种维生素，让胎宝宝聪明又健康

本月，孕妈妈的胃口大开，这时需要充分摄入含各种维生素的食物，以保证营养素的全面吸收。为了帮助身体对铁、钙、磷等营养素的吸收利用，这个月要相应增加维生素 A、维生素 B_1、维生素 B_2、维生素 C、维生素 D、维生素 E 的摄入。

在孕妈妈的膳食中，各种维生素的供给，不仅要充分，而且要平衡。孕妈妈可以尽量多地选择蔬菜和水果种类，比如番茄、胡萝卜、茄子、白菜、葡萄、橙子等。此外，蔬菜和水果还富含膳食纤维，可促进肠蠕动，防止便秘。而各种肉类食物及木耳、银耳中含维生素 D 较多，特别是银耳，孕妈妈可适当多吃一些。

营养要增加，食量也要增加

本月孕妈妈在饮食上可以想怎么吃就怎么吃，在食量上不需要控制，在喜好上也可依自己的口味选择喜欢的食物。但孕妈妈不宜暴饮暴食，暴饮暴食可导致孕妈妈体重大增，营养过剩，这对孕妈妈的健康和胎宝宝的发育都没有好处。

酌情选用孕妇奶粉补充营养

孕妇奶粉是在牛奶的基础上，进一步添加孕期所需要的营养素制成的。孕妇奶粉中几乎含有孕妈妈所需的各种维生素和矿物质，而且携带方便，饮用也很方便。有的孕妇不喜欢喝牛奶，体重增长缓慢，可以每天通过摄入一两杯孕妇奶粉来补充营养，但到分娩前 1 个月就不需要再喝了。

粗粮、细粮搭配吃

许多孕妈妈把精米、精面当成高级食品，在怀孕期间只吃精细加工的精米、精面，殊不知这样容易导致营养失衡。长期食用精米或出粉率低的面粉，会造成维生素和矿物质的缺乏，尤其是 B 族维生素的缺乏，可导致相应的疾病，影响孕妈妈的身体健康和胎宝宝的生长发育。

孕妈妈应多吃些粗粮，做到粗细搭配，对自己的健康和胎宝宝的发育均有益处。

四季食材应季吃

孕妈妈在考虑吃什么时，不仅应满足每月胎宝宝的发育需求，而且还应根据季节选择合适的食材。孕妈妈应该根据所处的季节，相应选取进补的食物，少吃反季节食物。

春季饮食宜清淡，可以适当吃些野菜，如蕨菜、荠菜等；夏季饮食宜清爽可口，可以适当吃一些水果沙拉，食材可选择草莓、西瓜、桃子等；秋季饮食应温补滋润，可以吃山药、藕、海带、梨；冬季可以吃高脂类食物，比如羊肉、鸡、鸭、鱼等。

适量吃些鱿鱼

鱿鱼的蛋白质含量很高，而且还含有丰富的 DHA 和多种矿物质，可以促进胎宝宝的大脑发育，对母乳的分泌也有一定的促进作用。孕妈妈可以适量吃，但不宜多吃。

吃野菜解馋还防病

大多数野菜富含植物蛋白、维生素、膳食纤维及多种矿物质，营养价值高，而且污染少。孕妈妈适当吃些野菜，可预防便秘，还可预防妊娠糖尿病。

常见的野菜有：蕨菜，可清热利尿、消肿止痛；香葱，可健胃祛痰；荠菜，可凉血止血、补脑明目、治水肿便血。孕妈妈应根据自身的状况和喜好适量食用。

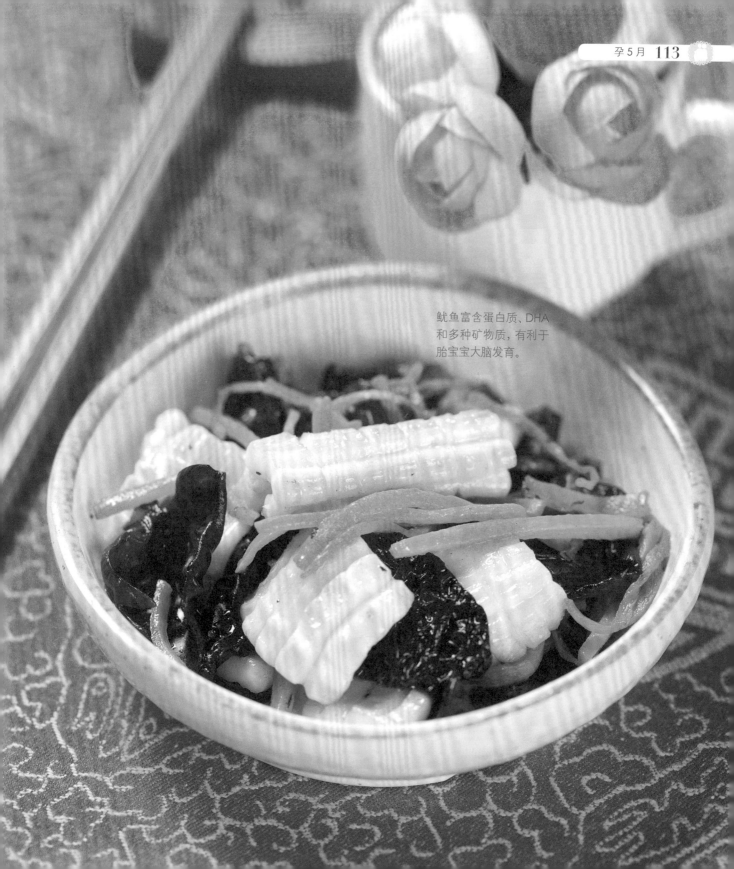

鱿鱼富含蛋白质、DHA
和多种矿物质，有利于
胎宝宝大脑发育。

生活

不同季节，
小心呵护胎宝宝

小心谨慎总不会错

这一天，一位孕妈妈向我提出了这样的问题："王医生，我婆婆怕衣柜里生虫，买了香樟木条放在柜子里，可我闻着这味道特别难受，会不会是胎宝宝不喜欢这味道啊？"一些孕妈妈怀孕期间是由婆婆照顾的，生活中难免会有矛盾。不过一些孕妈妈非常聪明，她们通常不直接与婆婆发生口角，而是趁着产检时会在我们医生面前故意提出疑问，然后用我们的话去反驳婆婆，这也是避免矛盾的好方法。我明白了她的小心机，便提高声音说："香樟木可以防虫防蛀，但是其挥发出的气体含有樟脑成分，长期呼吸这种气体，可能引起头晕、乏力、恶心等症状，对身体健康不利。虽然香樟木香气是否有毒副作用暂时没有定论，但是你怀着宝宝还是慎重为好。"

每个妈妈都想把最好的爱给宝宝，那么就从现实生活做起，把爱化作平日里小心的行为，用实际的行动和细节爱护腹中的胎宝宝。

春季应防过敏

春季是万物复苏的季节，空气湿度增大，温度升高，有利于各类病毒的生长。尤其是流感病毒、风疹病毒、巨细胞病毒、肝炎病毒等最为频繁，从而引起病毒性疾病在人群中迅速传播。

许多植物开始抽枝发芽，花儿们竞相开放。此时孕妈妈过敏可能产生很严重的后果，因此，易过敏的孕妈妈要格外注意了。如果有过敏史，应避开易导致自身过敏的花草，远离各类过敏源。若到郊外踏青，记住越不起眼的植物越要小心，因为一些野草及花朵不明显的花，需要靠大量花粉传播繁殖，所以花粉比较多。反而开得鲜艳又大的花，花粉较少。孕妈妈不妨戴上口罩以避免吸入花粉。

另外，由于身体的变化，原先不过敏的孕妈妈怀孕后也可能变得较为敏感，容易过敏。如果发生皮肤发痒、肿胀、时常打喷嚏等过敏征兆就有可能是过敏，应尽快到医院检查诊断。

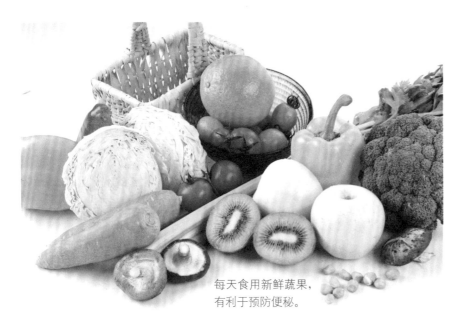

每天食用新鲜蔬果，有利于预防便秘。

夏季尤其要注意私处卫生

怀孕后受到骨盆腔充血与黄体酮持续旺盛分泌的影响，孕妈妈多多少少都会感觉阴道分泌物比平时增多。倘若分泌物颜色转变为黄色并有恶臭，或白色块状合并剧烈瘙痒，则须就医接受局部药物治疗。夏天气候炎热，身体多汗，有时会出现外阴瘙痒及灼热症状，所以最好是穿着宽松的棉质衣裤，并且每天洗澡保持身体清洁。需要特别提醒的是，孕妈妈宜采用淋浴方式洗澡。

秋季防腹泻、防便秘

秋季需要预防腹泻，因为秋季上市的新鲜瓜果较多，但如果不注意饮食卫生，抵抗力相对较差的孕妈妈吃多了瓜果梨桃就容易闹肚子。闹肚子很可能导致胃肠炎，引起发热、恶心等，还可能引起宫缩，甚至导致早产。因此，孕妈妈秋季一定要注意饮食卫生，吃新鲜瓜果一定要洗净。

其次，孕妈妈在秋季要注意的是便秘。秋天气候干燥，孕妈妈如不注意饮食调理，就可能便秘。建议孕妈妈要少吃油腻食物和肉类，别一味追求"贴秋膘"，要适当增加新鲜水果和蔬菜的比例。另外，多喝水，养成定时排便的好习惯。

冬季注意抵御寒冷

冬季天气寒冷，很多孕妈妈都很怕冷。这时候可以适当多吃些肉类，补充身体的热量。另外可以在中午温度比较高的时候出去走走，晒晒太阳。天气不好的时候也可以在家中多走动走动，身体动起来就会暖和起来。保证每天的饮食热量供应，定时进行简单的锻炼是抵御寒冷的最好办法。

王大夫提出的呵护胎宝宝 **3** 妙招

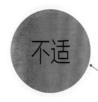

不适　　身体出现不适积极查找原因。

监测　　每天监测胎动可及时发现胎宝宝异常。

忌口　　忌食对胎宝宝不利的一切食物。

多运动，促顺产
给自己一个坚持运动的理由

前段时间，一位体重超标的孕妈妈来做产检，我之前也反复叮嘱了她要多运动，现在看来，体重还是有点失控。我问她："你最近都是怎么运动的？"她不无伤感地说："别提了，我瞅着我这体重也发愁，感觉顺产希望渺茫，到时候还得请王大夫给我来一刀啊！"我回她说："你现在说得轻松！术后留下刀疤不说，麻药过后的疼痛也不好受。"接着我又给她一顿打击："你现在不坚持运动，生完孩子还是'大肚婆'，你可怎么穿漂亮衣服啊？"她听了，攥起拳头、信誓旦旦地说："为了漂亮衣服、拼了！"

　　为了宝宝能顺利分娩，也为了产后体形的恢复，孕妈妈一定要坚持运动。有些孕妈妈认为，在孕期只要没有异常，做什么运动都是可以的。这种观点是极其错误的。尽管锻炼对健康有益并可有效地控制体重增加，但是超负荷的运动则会引起身体的损伤和缺氧。因此，孕妈妈应根据自己的情况，及时调整运动量，避免剧烈运动。

用运动控制体重时应注意自身情况

　　为了控制体重、保证胎宝宝顺利娩出，孕妈妈一定要坚持运动，从本月开始，孕妈妈虽然可以增强运动强度，但也应根据自身情况来逐步增加。孕妈妈要先从舒缓的运动开始做起，逐渐增强运动强度，并且要时刻关注身体情况，如果出现不适，就不要盲目追求运动强度。

　　另外，强度较大的运动也不适宜经常做，每周两三次即可，否则，容易造成孕妈妈自身损伤和胎宝宝缺氧等危险情况。

合理运动，促进顺产

　　在自然分娩过程中，子宫收缩的频率、强度因每个孕妈妈的体质不同而有很大不同，研究发现，平时喜欢运动的孕妈妈比平时不爱运动的孕妈妈的子宫更有弹性、更有力度，自然分娩过程收缩的频率也会更快些。因此，想要顺产的妈妈除了按照产科医生指定的日期做好产检，注意营养的同时控制体重，平时也应该进行适当的锻炼，一些合理的运动可帮助孕妈妈顺利生产。

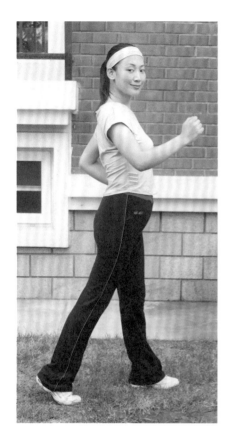

坚持运动，减少孕期不适

孕妈妈只吃不运动，体重势必会增长过快，甚至超重，超重不仅会有生出巨大儿的风险，孕妈妈也极易患上妊娠并发症，这些并发症包括妊娠高血压疾病、妊娠糖尿病等。所以为了自己和胎宝宝的健康，孕妈妈要学会控制体重。一方面要注意饮食，另一方面要注意运动，两者结合，不仅能合理增长体重，还能改善孕期的各种不适，有利于顺产，孕妈妈产后也能更快恢复身材。

运动过量，对胎宝宝有危害

运动过量不仅对孕妈妈的身体不好，还会危害胎宝宝。因为孕妈妈在运动时，胎盘血液和运动肌肉血液需求量会形成竞争分配的现象，而且孕妈妈运动时，血管动脉的酸碱度下降及氧分减少时，胎宝宝的心跳会增加。

在运动中，如子宫胎盘换气不足时，胎宝宝的心跳会不规则，同时在恢复期间心跳会有过慢的现象。因氧气不足对胎宝宝所造成的潜在性压力越大，则运动后胎宝宝的心跳恢复可能越慢。

如果孕妈妈运动过量，胎宝宝的心跳、血液循环势必受到影响，而且随着孕妈妈体温的升高，胎宝宝体温也会升高，有时甚至会出现运动导致的"胎宝宝过热症"，此症状对胎宝宝是相当危险的。

运动时请注意查看心率

孕妈妈在孕期运动，不仅能够提高身体抵抗力，控制体重，还能减少孕期不适。但是在孕期，很多高强度运动是不适合孕妈妈的，例如跑步，运动强度的选择以每分钟的心率来参考，在运动的时候要控制好心率，一般在每分钟 125~140 次为宜。

王大夫推荐促进顺产的 **3** 个小运动

侧腔呼吸 吸气时尽量让肋骨感觉向两侧扩张，呼气时则要让肚脐向背部靠拢。

下蹲运动 自然站立，然后下蹲，大腿与地面平行，恢复站姿。

举哑铃 双手托举小重量的哑铃，或用矿泉水瓶代替哑铃。

在运动的时候孕妈妈需要注意判断自己的心率是否正常，最方便简单的判断办法就是在运动的同时能不能流畅地说话。如果感觉比较疲累，说话不能够连贯，那么说明此时心率已经偏高了，要及时休息，补充水分。

孕妇瑜伽：双角式

这套孕妈妈操可以伸展两腿腿肚子和手臂的肌肉。除此之外，还有强健骨盆区域和下背部肌肉，强壮肾脏的功效，有助于减轻泌尿系统和子宫的功能障碍，对此阶段出现的尿频情况会有所缓解。

1 **运动强度** ★ ★ ☆ ☆ ☆
运动过程中和运动后，心率不会明显加快。

2 **运动时间**
饭后 2 小时再做此运动。

3 **运动次数**
每天运动一两次。

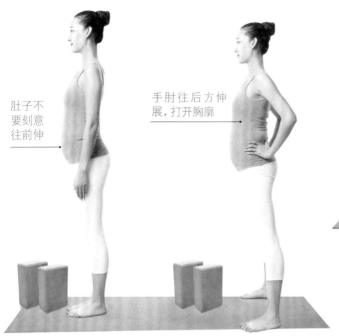

肚子不要刻意往前伸

手肘往后方伸展，打开胸廓

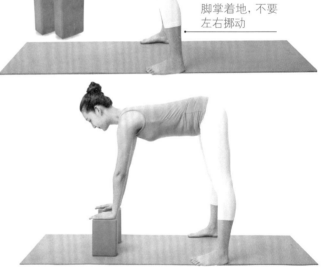

脚掌着地，不要左右挪动

1 站在垫子中央，将瑜伽砖摆放在垫子前端。肚子比较大、弯腰比较费力的孕妈妈，可以选择高一些的物体放在前面，如平稳的椅子、板凳等。背部要挺直，舒展一下脊背，可以使孕妈妈更有精神。

2 双脚向两侧打开，分开的宽度与自己的腿长等长（根据实际情况而定），双手放在髋关节两侧，如果可以，尽可能将手肘向身体后方多移动一些，体会胸廓的开阔与伸展。

3 吸气，呼气时慢慢屈膝，身体向前摆至身体与地面接近平行的位置，将重心稳定在自己的双脚上。

4 双手放于砖块上，同时向下推砖，体会手臂支撑身体的力量。双腿伸直，膝盖自然地向上提起，体会大腿发力的感觉，以此来找到脊椎向前延伸的方向感。保持此姿势 5~10 组呼吸。在这过程中，后背不要松懈，要一直保持平直的状态。

孕妇瑜伽：蹬自行车式

这套动作能强化大腿肌肉，加强血液循环，缓解静脉曲张，帮助恢复身体的协调，而且蹬自行车做起来也非常舒适。经常做此套动作还能预防便秘，并有利于分娩，对产后恢复身材也有帮助。

1 运动强度 ★ ★
有一定的运动强度，做 1 分钟后，心率加快。

2 运动时间
饭后 2 小时再做，以免影响消化。

3
每天可运动一两次。

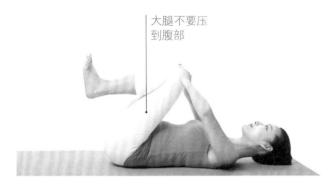

大腿不要压到腹部

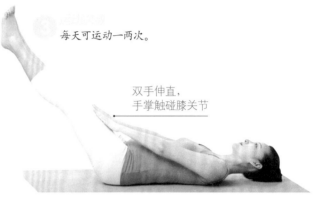

双手伸直，手掌触碰膝关节

1 身体平躺在瑜伽垫子上，眼睛看向天花板。将膝盖弯曲靠近胸前，注意避免挤压到腹部。膝盖并拢，双脚脚跟分开，双手分别轻轻放在两膝上，前两个练习动作双手都要放在这个位置。

2 吸气时伸直手肘，缓慢推动膝部与身体分离。呼气时两膝收回至靠近胸前。第一步动作和第二步动作可看作是运动前的热身，使腿部适应接下来的动作。

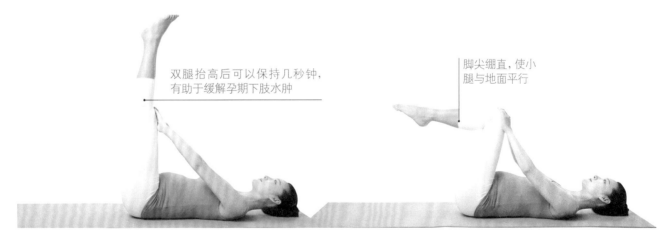

双腿抬高后可以保持几秒钟，有助于缓解孕期下肢水肿

脚尖绷直，使小腿与地面平行

3 将双腿抬高，腿与身体成 90° 夹角的位置。两膝弯曲使小腿平行于地面，并做用脚蹬自行车的动作，想象自己正在蹬自行车，但头和身体其余部分都要平放在地面上。保持均匀呼吸，不要屏气。双腿交替先向前蹬 10 次，再交替向后蹬 10 次，幅度可根据自身情况而定，腹部隆起后要小心练习。结束时返回起始姿势，并放松身体。

心理

心态豁达，
让好心情常伴左右

多交流，多沟通，孕期抑郁远离你

最近和一位朋友吃饭，席间我们提到了抑郁症。因为朋友是心理医生，接触这类病人比较多，从他个人接诊的情况来看，孕妈妈也是容易有抑郁倾向的人群，尤其是通过药物怀孕、有过流产经历、生活有重大变故以及有痛苦经历的孕妈妈更容易得抑郁症。而对于孕妈妈的治疗，一般都是定期进行心理辅导。

除了心理医生的辅导，朋友和家人应多关心孕妈妈，孕妈妈也应尽量使自己放松下来，遇事应保持豁达的心态。孕妈妈要知道，当你处在怀孕的非常时期，你需要爱人和朋友的精神支持，而只有当他们明了你的一切感受时，他们才能给予你你想要的安慰。

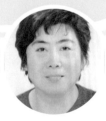

很多人都知道有"产后抑郁症"，但对"孕期抑郁症"及其危害性却知之甚少。如果发现孕期长期心情沮丧，对任何事情提不起兴趣，食欲不好或不停地吃东西，长时间情绪低落等，应多关注孕妈妈的行为和心理健康。

心情郁闷时放松一下

放松心情是精神问题得以解决的最佳途径。孕妈妈可以选择远离居室、工作场所，和家人、朋友外出旅行、找朋友聊天或看电影、看球赛、唱歌、跳舞、照相、听音乐、逛商场等，都可以让孕妈妈放松下来，拥有一个好心情。

此外，参加休闲运动也可以很好地转移抑郁症患者的注意力，以此消除、缓解抑郁症的影响。如果孕妈妈平时的运动时间每天不足15分钟，运动次数也很少，那么孕妈妈从运动中获益的机会就会减少。如果孕妈妈能在亲人的陪伴下，经常出去走走，或参加休闲运动，将会发现外面的世界很美丽。

学习孕产知识

虽然距分娩时间尚有一段距离，有些孕妈妈可能会从这时就开始感到惶恐不安。如果孕妈妈能够静下心来，学习一些分娩和育儿的知识，对分娩过程和新生儿的喂养、护理有更多的了解，就会减轻这种情绪上的不安。这时候，孕妈妈可以和家人一起为未出世的宝宝准备一些必需品，这样也能使孕妈妈心情好转。

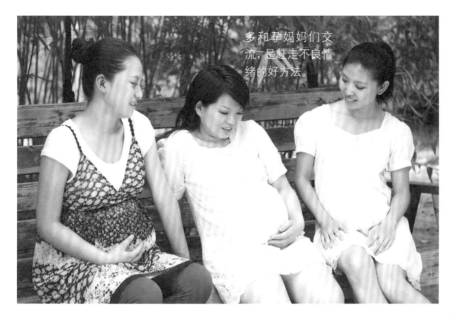

多和孕妈妈们交流，是赶走不良情绪的好方法。

和阳光、积极向上的孕妈妈多交流

怀孕生子是女人一生中的大事，心情动荡不安是正常的。但是这种动荡有一定的范围，也应该有一定的时限，在心情难以控制的时候，索性约个阳光、积极的女性朋友见面，最好是有过生育经验的，把所有的想法都统统说给她，在你滔滔不绝地说完之后，她能给你一些建议和经验。

遇事保持豁达

有些孕妈妈可能对将来的生活感到茫然，因为对住房、收入、照料宝宝等问题的担心，导致心理上的高度紧张。这些不良心态致使孕妈妈情绪不稳定，甚至会表现出神经质，对胎宝宝十分不利。孕妈妈要尽可能做到凡事豁达，不斤斤计较；遇到不顺心的事，要抱着"车到山前必有路，船到桥头自然直"的心态，乐观面对每一天。

定期产检可免去孕妈妈不必要的担忧

孕中期（孕 4~7 月）孕妈妈对生理和心理变化已经较为适应，心理状态一般较平稳。但可能因担心自身健康状况和胎宝宝发育是否正常，而产生轻度焦虑。这时候产检就是消除不良情绪的良药。定期产检可以让孕妈妈了解自己的身体状况和胎宝宝的发育情况，从而减少孕妈妈胡乱猜测而引起的担忧。

每工作 2 小时为大脑舒压

建议职场孕妈妈每隔 1.5~2 小时花 5 分钟时间做一次大脑舒压的呼吸放松法，可大幅降低体内压力。推荐 1:4:2 呼吸法，即 1 拍吸气，4 拍吞气，2 拍吐气，更好的做法是 3:12:6。深呼吸的同时什么都不去想，可以有效地调整不良的情绪状况。

王大夫教你心理解压 **3** 招

不计较

在非原则问题上不去计较，在细小问题上不去纠缠。

一旦烦躁不安时，请眺望远方，看看天边会有什么美丽而奇特的景象。

眺望远方

多念"车到山前必有路，船到桥头自然直"。

总有办法

大龄孕妈妈必做

＊适当运动，控制体重
＊测量血压、血糖
＊饮食宜丰富而清淡
＊每天 5 分钟胎教

二胎孕妈妈必知

＊培养大宝当"哥哥"或"姐姐"的感觉
＊接受大宝的任性或撒娇

素食孕妈妈必补

＊补充优质蛋白质
＊适量补充牛磺酸

双胎孕妈妈必看

＊注意休息
＊警惕妊娠高血压疾病
＊孕 20~24 周做大排畸检查

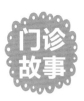

门诊故事 王大夫独家分享产科故事

胎动是胎宝宝健康状况的晴雨表

产检时，尽管我们医生多次建议孕妈妈在孕中期开始后数胎动，多次强调数胎动的重要性，但真正坚持数胎动的孕妈妈少之又少。那如果我说的确有孕妈妈因为感受到胎动异常及时就医，从而最终保住了宝宝的生命，也有粗心的孕妈妈直到产检的时候才得知胎宝宝已经宫内窒息了，相信有很多孕妈妈会加入到数胎动的行列里来。

有一次，我正在门诊忙碌，一位孕妈妈急急忙忙走过来，近乎用哀求的声音对我说："王主任，快帮我看看我的宝宝，快救救他吧！"我从医几十年，已经练就了"临危不乱、遇事不慌"的本领，我劝她坐下来慢慢说。她还是站着："今天我感觉胎动少了一半多，宝宝平时这时候活动得挺多的。"我听她这么笃定的语气，断定她的胎宝宝出了问题，于是赶紧联系同事，为她准备了吸氧设备，同时通知 B 超室腾出一间来给她做检查。经过快速诊断和及时处理，她和她的胎宝宝都平安无事。

而另外一位孕妈妈就没有如此幸运了。孕 20 周例行产检时，我曾叮嘱她回家记得数胎动，检测胎心，她当时也满口答应。没想到过了 2 个星期，她来找我，说最近几天发现宝宝都没有动静。我当时还以为是她太紧张了，后来通过检测胎心检查才发现胎宝宝因为脐带绕颈已经宫内窒息死亡了。她和家属当时无法接受这个现实，在医院里哭闹了一阵子。孕妈妈还是苦苦哀求"救救我的孩子"。我们一再解释，不是我们不想救，只是已经错过了最佳时机了。

胎动是胎宝宝健康的晴雨表，多留意胎动情况，仔细记录胎动次数，胎宝宝的健康和生命会多一份保障。

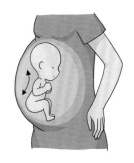

每个孕妈妈都一定记得第一次感受到胎动时,自己那激动、惊讶、幸福的心情。是啊,这是值得纪念和回味的一刻。胎动不仅是孕妈妈独一无二的幸福体验,也是孕期应当密切关注的重要事项。

数错胎动,吓坏孕妈妈

胎动指的是胎宝宝在孕妈妈腹中的自主性的运动。其实在孕早期的时候,通过超声波扫描,就可以观察到胎宝宝的四肢发展逐渐成熟,并且开始有手脚运动、身体转圈等活动。但由于那时胎宝宝太小,孕妈妈还不能感觉到胎动。孕 5 月后,大部分孕妈妈都能感觉到胎动了,但是一些孕妈妈不清楚胎动到底要怎么数。

有一位孕妈妈她是个白领上班族,工作比较清闲,有空她都会看看孕产方面的书。有一天她看到书上讲怎样计算胎动次数,她还弄了个表格跟着书上教的记录胎动次数。这认真劲儿是挺好的,结果自己一算也把自己吓坏了。她的宝宝每小时要动 100 多次呢,超过了标准数值好多倍啊。她慌忙来医院做检查,担心宝宝有异常,检查后发现是虚惊一场。

其实,这个乌龙完全是因为她不知道如何计算胎动次数造成的。下面我们来说说怎么数胎动。

累计每天的胎动次数:这是最简单的计算方法,孕妈妈可以做一个简单的表格,每天早上 8 点开始记录,每感觉到一次胎动,就在表格里做个记号,累计 30 次后,就说明胎宝宝一切正常,不用再做记录。如果从早 8 点到晚 8 点,胎动次数都没有达到 10 次的话,建议尽快来医院检查。

计算固定时间内的胎动次数:孕妈妈每天测试 3 小时的胎动,分别在早上、中午、晚上各进行 1 小时。将所测得的胎动总数乘以 4,作为每天 12 小时的胎动记录。若每小时少于 3 次,或减少 50% 者,则提示胎宝宝有可能缺氧。

胎动大多时候是连续的,可能中间会有几秒钟的停顿,这不能算作 2 次胎动。只有时间间隔超过 5 分钟才能算作是 2 次胎动。这位孕妈妈就是因为将连续的胎动都算作了一次一次的胎动才闹出这样的乌龙。

特别应当注意的是,到了孕晚期,孕妈妈更应该坚持数胎动。胎动每 12 小时大于 30 次为正常,如果胎动过少(少于 20 次预示可能缺氧,少于 10 次有生命危险),则应及时来医院就诊。

另外,计数胎动时,孕妈妈最好用左侧卧位的姿势,环境要安静,思想要集中,心情要平静,以确保测量的数据准确。如果是受到孕妈妈咳嗽、呼吸等动作影响所产生的被动性运动,就不能算胎动。

孕6月

胎宝宝在长大

第6个月末，胎宝宝相当于4个苹果的重量。

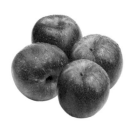

尽量不吃火锅

羊肉、牛肉等生肉片，有可能含有弓形虫的幼虫，短暂的涮烫不能杀死幼虫及虫卵，孕妈妈最好少吃或不吃。

→第128页

孕妈妈应保护好视力

孕妈妈经常出现眼睛酸涩的情况时，最好每连续工作2个小时后，就抽空闭目养神5分钟，或站起来活动活动。

→第133页

大龄孕妈妈不要给自己太大压力

"大龄"与"不孕""难产""致畸"并不存在必然联系，大龄孕妈妈不要总是过分纠结于年龄的问题上。

→第140页

王大夫说怀孕

十月怀胎的孕期已经过了一半了，
孕妈妈们开始憧憬三口之家美好幸福的生活了。

{ 孕 6 月，孕妈妈的肚子突出得更明显了。胎宝宝的成长速度也在渐渐变快，孕妈妈和胎宝宝之间的联系更加紧密了，在快乐地度过这段舒适时光的同时，孕妈妈还要记住一些小细节。

大龄孕妈妈一定要按时产检，做好全面的检查，如果对胎宝宝发育有疑问，也可以在产检时咨询医生。

生活

有乳头内陷的孕妈妈，从本月开始就要每天按时纠正。这样分娩后宝宝吃奶就不费力了，新妈妈也不会因为乳头内陷而导致乳头痛。另外还要及早预防妊娠纹，除了每天按摩容易出现妊娠纹的胸部、腹部、臀部、大腿等部位外，还可以在淋浴后涂抹润肤乳，保持皮肤弹性。如果皮肤出现瘙痒，要注意补水，以及涂抹妊娠纹防护用品，不要等到妊娠纹出现再采取补救措施。

营养 要警惕胎宝宝过大的危险。现代孕妈妈营养充足，若摄入过量易导致胎宝宝体重增加过快。饮食宜低脂、少糖、低盐，尽量少吃含脂肪、糖、盐高的食物，即使是水果也要选择平和的苹果、猕猴桃、火龙果等，少吃西瓜、葡萄等高糖水果。

如果孕妈妈这个月需要出差或旅行，千万别忘记带好病历、水杯、靠垫等孕妈妈必需品，而且要注意安全。到目的地后，最好先休息几个小时，让旅途中疲劳的身体得到休息，然后再去工作或出去玩。

检查血糖水平，不做"糖妈妈"

本月孕妈妈应坚持到医院定期产检，了解胎宝宝的发育情况，也便于了解孕妈妈本身的身体状况。在孕 24~28 周时，孕妈妈会做糖尿病筛查，这是一项必要的检查，可以检查孕妈妈的血糖水平，如果糖尿病筛查结果异常，需要再进行葡萄糖耐量试验，进一步排查是否患有妊娠糖尿病。

孕 6 月产检项目

☐ 测量宫高、腹围

☐ 妊娠糖尿病筛查（检测血糖水平是否正常）

☐ 体重及血压检查

☐ 做血常规、尿常规检查

☐ 可通过超声波看看胎宝宝，这时候是做四维彩超的好时机

☐ 听胎宝宝的心跳

☐ 与医生讨论孕期心情的变化和自己关心的问题

（以上项目可作为孕妈妈产检参考，具体产检项目以医院及医生提供的建议为准。）

产检省时省力小妙招

糖尿病筛查是一项必做的检查，可以检查孕妈妈的血糖水平，孕妈妈在进行糖尿病筛查时，注意不要在前一天吃过量的甜食，比如半个西瓜、几杯鲜榨的果汁等，这些会使孕妈妈摄取的糖量高出日常饮食，影响血糖值，导致结果异常。因此，在检查的前几天要适当控制糖分的摄入，但也不要过分控制，不然就反映不出真实结果了。

在进行糖尿病筛查前应空腹 12 小时，喝葡萄糖粉的时候，孕妈妈要尽量将糖粉搅拌均匀，使其全部溶于水中，喝的时候不要洒出来，并且要在 5 分钟内喝完。

糖尿病筛查结果显示血糖偏高的孕妈妈不一定就患有妊娠糖尿病，还需要进行葡萄糖耐量试验才能确诊。对于糖尿病筛查结果正常的孕妈妈而言，没有再做糖耐量试验的必要。

王大夫手把手教你看懂报告单

本月，孕妈妈仍要进行一些常规的检查，除此之外，可能有些孕妈妈糖尿病筛查不过关会做葡萄糖耐量试验，以明确是否患有妊娠糖尿病。此外，有些孕妈妈可能会做B超检查羊水量。下面，先来了解一下怎么看懂报告单吧！

❋ 看懂糖耐量检测报告单

有些孕妈妈在进行糖尿病筛查时，如果血糖值超过 7.8 毫摩尔 / 升还需要进行葡萄糖耐量试验，来确认是否患有妊娠糖尿病。

葡萄糖耐量试验前空腹 12 小时，一般抽血检查前一天晚上 12 点过后就不进食，第二天早上不吃早餐即可抽血测量空腹血糖。然后将 75 克葡萄糖粉溶于水中，5 分钟内喝完，接着在第 1 小时、第 2 小时各采血测定血糖。

血糖值的参考范围是空腹血糖小于 5.1 毫摩尔 / 升；服糖后 1 小时血糖小于 10 毫摩尔 / 升；服糖后 2 小时血糖小于 8.5 毫摩尔 / 升。

糖耐量的结果比较好看懂，只要在正常范围即可。如果三个数值中有一个达到或超过正常值，就可以诊断为妊娠糖尿病。

❋ 看懂本月 B 超羊水量检查报告单

在前期检查中，检查出羊水量过多的，将会在本月进行一次 B 超检查，查看羊水量的多少。

若羊水量过多，对胎宝宝的危害很大。评价羊水量的指数是羊水指数（AFI）和羊水最大暗区垂直深度（AFV）。羊水指数是指以脐水平线和腹白线为准将子宫直角分成四个象限，测量各象限最大羊水池的垂直径线，四者之和即为羊水指数。AFI 的正常范围是 8~18 厘米，

AFV 的正常范围是 3~8 厘米。AFI 大于 24 厘米，AFV 大于 8 厘米，通常提示羊水过多。AFI 小于 8 厘米，AFV 小于 3 厘米，提示羊水过少。若 AFI 在 18~24 厘米之间时可疑羊水过多或羊水偏多。孕妈妈在看 B 超单时，应重点关注 AFI 或 AFV 的数值，如有异常，应及时咨询产科医生。

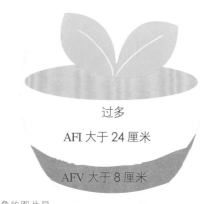

过多
AFI 大于 24 厘米
AFV 大于 8 厘米

通过形象的图片显示，可以清楚地看到羊水指数的情况。

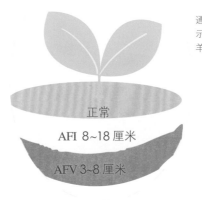

正常
AFI 8~18 厘米
AFV 3~8 厘米

羊水指数（AFI）
羊水最大暗区垂直深度（AFV）

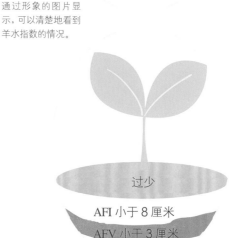

过少
AFI 小于 8 厘米
AFV 小于 3 厘米

营养要全面，饮食要安全

食品安全五要点

我们医院曾经收治过一位孕妈妈，因为胸闷心慌、胎动减少入院，后来新生儿出生后不久不幸夭折了。我们对此进行了多方面的调查，导致这一不幸的元凶竟然是不起眼的细菌——单核细胞增生李斯特氏菌，简称李斯特菌。

李斯特菌主要通过食物感染，生命力顽强，冰箱冷藏或冷冻都不能将它杀灭，但是通过煮熟煮透的方式就能轻易对付它。李斯特菌对孕妈妈及婴幼儿、老人和免疫力低下的人具有很强的杀伤力，对健康成年人一般不会导致严重后果。被李斯特菌感染的概率并不高，但是孕妈妈感染的概率要比普通人高很多。

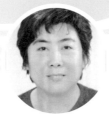

孕妈妈应尽量避免食用生冷食物，家里的冰箱也需要定期清理并彻底清洁，剩菜剩饭需要充分热透才能吃。只要孕妈妈能够遵循"食品安全五要点"（生熟分开、保持清洁、煮熟煮透、安全原料、安全温度）就基本无忧。

尽量不吃火锅

火锅原料多是羊肉、牛肉等生肉片，还有海鲜、鱼类等，这些都有可能含有弓形虫的幼虫及畜禽的寄生虫。这些寄生虫在畜禽的细胞中，肉眼看不见，人们吃火锅时，习惯烫一下就吃，但短暂的烫不能杀死幼虫及虫卵，进食后可能会造成弓形虫感染，对孕妈妈有流产的危险，所以孕妈妈一定要警惕，最好少吃或不吃。

远离油条、油饼

油条、油饼等油炸食物香气诱人，令人食欲大增。但孕妈妈面对这些食物时，要控制自己，最好不吃或少吃这些食物。

制作油条或其他膨化食品时，传统的做法是在面粉里加入明矾，这样可以使油条等食品在热油锅中膨松。明矾化学名为"十二水合硫酸铝钾"，含有铝成分。铝是一种低毒金属元素，不会导致急性中毒，但孕妈妈长期吃油条、油饼等食品会造成体内的铝蓄积，铝与多种蛋白质、酶等人体重要成分结合，会影响体内多种生化反应。

经常吃油条、油饼还会增加热量的摄入。如果不通过增加运动来消耗过剩的热量，日积月累，就会造成体重增加过度。

别用白纸包食物

有些人喜欢用白纸包食品，因为白纸看上去好像干干净净的。可事实上，白纸在生产过程中，会使用许多漂白剂及带有腐蚀作用的化工原料，纸浆虽然经过冲洗过滤，仍含有不少化学成分，会污染食物。至于用报纸来包食品，则更不可取，因为印刷报纸时，会使用许多油墨或其他有毒物质，对人体危害极大。

新鲜咸菜不宜吃

有些孕妈妈喝粥时，喜欢配点小咸菜，而且专门挑选新鲜咸菜吃，认为这样的咸菜不太咸，可以放心吃。其实这种腌制时间不长的新鲜咸菜更不利于健康，新鲜咸菜中含有一定量的硝酸盐，对身体本没有什么害处，但若没有腌透，硝酸盐便可在肠道菌群的作用下产生有毒的亚硝酸盐，在胃酸作用下也会生成致癌物亚硝酸盐。所以孕妈妈不要吃新鲜咸菜。

以天然的食物为主

孕妈妈应尽量多吃天然的食物，如五谷、蔬菜、新鲜水果等，烹饪时也以保留食物原味为主，少用调味料。另外，一定要少吃或者不吃那些所谓的"垃圾食品"，如方便面、熏肉等。

味精、鸡精，别吃了

味精、鸡精有提鲜的作用，但孕妈妈不宜吃。味精、鸡精的主要成分是谷氨酸钠，可与血液中的锌结合从尿液排出，因此摄入过多味精可消耗大量锌元素，导致胎宝宝缺锌，进而对其发育产生消极影响。所以为了胎宝宝的健康，孕妈妈应忌食味精、鸡精。

王大夫提醒注意食品安全的 **3** 个细节

不喝生奶
不要喝未经灭菌处理或未彻底煮开的生奶。

充分加热
午餐肉、火腿、卤肉等充分加热后再食用。

及时就医
若因吃可疑食物出现腹泻、发热等症状，应及时就医。

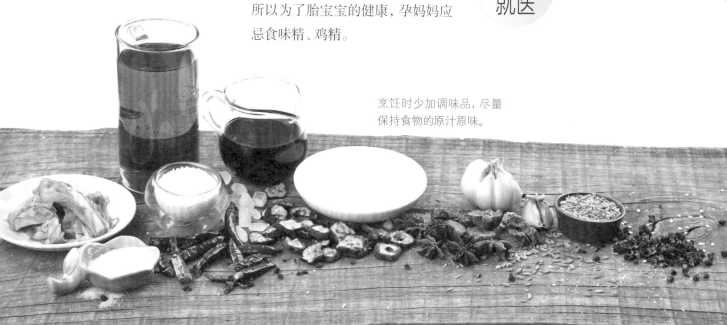

烹饪时少加调味品，尽量保持食物的原汁原味。

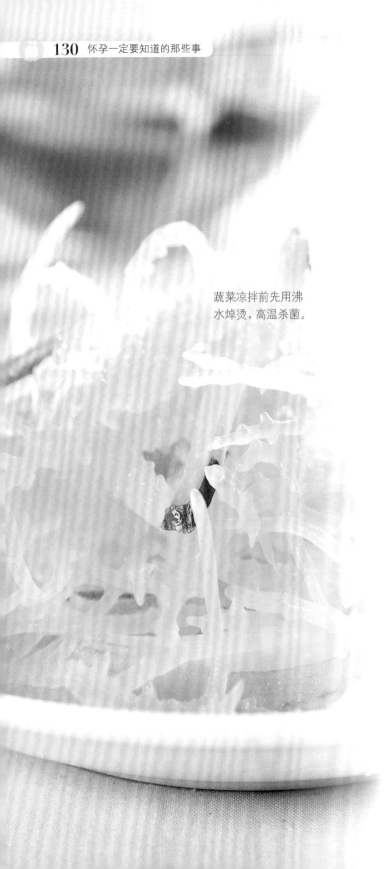

蔬菜凉拌前先用沸水焯烫，高温杀菌。

毛巾擦餐具或水果不卫生

有些人往往在用自来水冲洗过餐具或水果之后，常常再用毛巾擦干。这样做看似卫生细心，实则反之。干毛巾上常常会存活着许多病菌。目前，我国城市自来水大都经过严格的消毒处理，所以说用洗洁剂和自来水彻底冲洗过的食品基本上是洁净的，可以放心食用，无须再用干毛巾擦拭。

熟食和生食要分开

厨房里的案板、菜刀都要准备2套，切熟食和生食的用具要分开用。做饭时应把熟食和生肉分开放，处理生肉之后的器具一定要及时清洗，清洗后一定要洗手。

不宜吃生食、不新鲜的食物

有些孕妈妈喜欢吃寿司、生鱼片，那么怀孕之后应该戒掉了。生鱼片、生肉、生鸡蛋以及未煮熟的鱼、肉、蛋等食品，不仅营养不易吸收，而且细菌未被全部杀死，会对孕妈妈和胎宝宝的健康造成威胁。除此之外，孕妈妈也不宜吃不新鲜的食物、不能确认的野生菌类，以及变质或久放的水果、蔬菜等。在饮食中把好关，才能孕育出健康宝宝。

凉拌菜也不要生吃

孕妈妈做凉拌菜的时候，最好先用沸水将蔬菜烫一下，高温杀菌后再吃比较安全。此外，可以选用优质的橄榄油凉拌，不但卫生，还有助于营养的吸收。

过冷的食物少吃或不吃

如果孕妈妈感觉身体发热、胸口发慌，特别想吃点凉凉的东西，可以适当吃一点，但不能过多，如果吃很多过冷的食物，会让腹中的胎宝宝躁动不安。这是因为怀孕后孕妈妈的胃肠功能减弱，突然吃进很多过冷食物，使得胃肠血管突然收缩，而孕 6 月的胎宝宝感官知觉非常灵敏，对冷刺激十分敏感。

过冷的食物还可能使孕妈妈出现腹泻、腹痛等症状。孕妈妈可以尝试着平复心情来缓解燥热，心静自然凉。

了解食物的绿色吃法

肉类：普通的鲜肉，很容易受到微生物的侵蚀而变质，肉品很不卫生。但是排酸肉由于及时采用了冷却手段，一方面可降低肉的表面温度，另一方面也减少了表面水分，可抑制微生物的滋长。尽量去正规超市购买冷藏的排酸肉，因为正规超市进货渠道比较可靠。另外，由于污染物多囤积在肉类的油脂中，所以尽量吃油脂少的肉，这是避免吃到被污染肉类的好方法。

鱼类：在大海不断受到污染的情况下，不少鱼类因处于食物链顶端而囤积了大量汞毒素。不过只要适量摄取，在正规市场买鱼，不特定长期只吃同一种鱼，就能将汞的摄入量降到最低。

蔬菜和水果：选购时令新鲜蔬果，少吃或不吃反季节蔬果和长相奇异的蔬果；食用前要清洗干净，或适当用盐水浸泡，以免残留的农药对人体造成危害。切过的菜不宜存放过长时间，以免产生对身体有害的物质。

想喝果汁，还是自己现榨吧

孕妈妈心火旺盛时，总喜欢喝点凉凉的果汁饮料。市售的果汁饮料，孕妈妈最好不要喝，因为这些饮料中大部分的成分是糖，并添加了各种色素、香精、防腐

剂等，会导致孕妈妈血糖升高，食欲下降。如果喜欢喝果汁，完全可以在家现榨现喝。

颜色过于艳丽的食物需警惕

面对颜色过分艳丽的食品，孕妈妈要留个心眼，避免其中含有的人工合成色素超标，对健康造成危害。人工合成的色素，如柠檬黄、日落黄等是从煤焦油中提取的，或是以芳香烃类化合物为原料合成的。孕妈妈如果长期或一次大量食用含有此类色素的食品，可能会引起过敏、腹泻等症状。

牛奶加热方法要选对

牛奶饮用前需要加热，很多人都会直接将牛奶连袋一起加热。牛奶袋一般是由含阻透性的聚合物，或是含铝箔的包装材料制作成的，在高温下会发生分解变化，而且它不耐微波高温，所以这种包装的袋装牛奶不能放在沸水中或者微波炉中加热。而铝箔属金属性易燃材料，微波加热会着火。孕妈妈热牛奶时，可以将牛奶倒入杯中用热水泡温热，也可以把牛奶倒到微波炉专用容器，再进行适度加热。

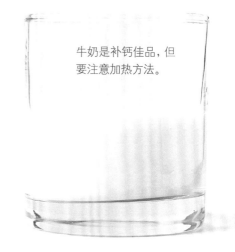

牛奶是补钙佳品，但要注意加热方法。

生活多留心，孕期少不适

注意劳逸结合，缓解静脉曲张

十月孕期旅程过了一半了，孕妈妈的身体负担越来越重，偶尔会出现某些部位的不适。大部分时候不适并不需要吃药、打点滴，平时多注意劳逸结合、正确坐卧就能避免或缓解这些不适。

一位孕妈妈怀孕6个月了，来做产检时她自己说，有天发现自己的大腿内侧有蓝色凸起，不知道是怎么回事。她很疑惑地问我："是不是跟怀孕有关系？"我查看之后，告诉她："确实是因为怀孕引起的静脉曲张，不过你这不是很严重，回去可以买一双静脉曲张袜穿着就好了。平时不要走太远的路，不要长时间站立，坐着时不要跷二郎腿，避免压迫大腿内侧。"

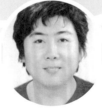

怀孕后盆腔血液回流到下腔静脉的血流量增加，增大的子宫压迫下腔静脉而影响血液回流，致使出现下肢及外阴静脉曲张。轻度静脉曲张不会引起任何症状，当其加重时，会出现沉重感和疲劳感。出现静脉曲张的孕妈妈尽量避免长时间站立，注意减轻下肢压力，合理控制体重，以防静脉曲张加重。

头晕目眩，别不当回事

孕中期出现头晕目眩情况时，孕妈妈千万不可忽视。导致孕妈妈出现头晕目眩的原因很多：血容量增加，血液被稀释，出现生理性贫血；血容量增加引起孕妈妈血压升高；而早孕反应严重，并持续到孕中期的孕妈妈，可能会因为营养供应不足，而引发血糖低，导致头晕眼花；孕妈妈久站后脑部供血不足，也会产生眩晕的感觉。此外，孕妈妈猛然改变姿势时也容易出现眩晕，所以孕妈妈在孕中期如需变换姿势或位置，应尽量放慢速度。最好不要长时间站立，建议每隔30分钟就坐下休息一会儿。

孕妈妈若出现头晕眼花，应根据原因采取相应措施。因贫血导致头晕眼花，宜多吃动物肝脏和瘦肉；血压高则要低盐饮食；营养不足则要增加饮食摄入。

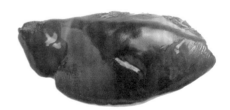

贫血的孕妈妈可吃些动物肝脏来补铁补血。

生活小方法缓解静脉曲张

下列几个小方法能减少下肢的压力，不但可以减轻静脉曲张的症状，也可以避免静脉曲张的产生。

每天适度温和的运动：在家附近或公园散散步可以帮助血液循环。

保持适当的体重：控制在医师建议的体重范围之内。

在可休息的片刻将双腿抬高：帮助血液回流至心脏。

尽量避免长期保持坐姿、站姿或双腿交叉压迫：长期站立或压迫双腿易造成腿部静脉充血。使血液回流困难；建议睡觉时脚部垫个枕头将腿抬高。

睡觉时尽量采取左侧卧位：因为左侧卧位可以避免压迫到腹部下腔静脉，减少双腿静脉的压力。建议可以利用枕头靠着。

穿着渐进压力式的医疗级弹性袜：在每天晨起穿好弹性袜再下床，这样可以避免过多的血液堆积在双腿。这种医疗级弹性袜可以在医疗器材店买到。刚开始可以试着穿强度 20~30 毫米汞柱的弹性袜，适应之后可以穿效果较佳的 30~40 毫米汞柱弹性袜。

虽然静脉曲张在生产后多半会得到缓解，但是在下次怀孕时又

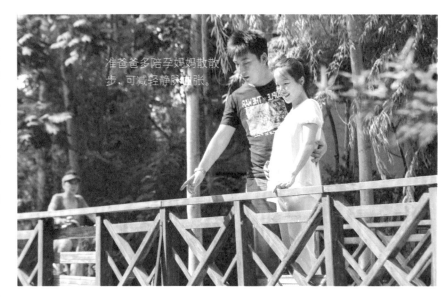

准爸爸多陪孕妈妈散散步，可减轻静脉曲张。

会再度复发，而且越来越明显，甚至导致中年时期的严重静脉曲张症，因此，平时的保健和医疗级弹性袜的穿着相当重要。

孕中晚期不宜仰卧

仰卧时增大的子宫会压迫腹主动脉，影响对子宫的供血和胎宝宝发育，还会压迫下腔静脉，造成回心血量减少，还会造成下肢静脉曲张、下肢水肿等。所以尽量不要仰卧。

孕中晚期最好采用左侧卧位的睡姿，因为在孕中晚期，子宫迅速增大，且大多数孕妈妈子宫右旋，采取左侧卧位睡眠，可减少增大的子宫对孕妈妈腹主动脉及下腔静脉和输尿管的压迫，改善血液循环，增加对胎宝宝的供血量，有利于胎宝宝的生长发育。

孕妈妈应保护好视力

怀孕后，孕妈妈会发现自己眼睛特别容易累，经常出现眼睛酸涩的情况，此时不注意保护易导致视力下降。孕妈妈不宜随便使用眼药水，以免对胎宝宝造成影响。最好的方法是每连续工作 2 个小时后，就抽空闭目养神 5 分钟。若觉得眼睛酸涩或疲劳，就站起来活动，或者眺望远处的绿景。孕妈妈也可以在自己的办公室摆放一些绿色的植物，在工作间隙看一看，不仅能缓解视觉疲劳，还能净化空气。

缓解坐骨神经痛

孕中期,孕妈妈腹部隆起,背部压力增加,挤压坐骨神经,会使腰部以下直到腿的位置上产生强烈的刺痛。出现此症状,孕妈妈不要以同一种姿势站着或坐着超过半小时。白天别走太多的路,每次步行路程都应控制在 30 分钟以内。坐着时,将椅子调到舒服的高度,并在腰部、背部放舒适的靠垫。适当做腰部拉伸动作,缓解腰背部肌肉的紧张。采用舒服的睡姿,睡前用热水袋、热毛巾热敷腰背部,可减轻疼痛。

轻松应对便秘

孕中晚期,增大的子宫向后压迫直肠,就会引起或加重便秘。而孕妈妈饮食过于精细、饮水过少、运动过少也会增加便秘程度。要想缓解便秘,孕妈妈要适当多吃蔬菜水果,科学合理地饮水,适量运动,增加肠胃蠕动,尽量通过调理手段缓解便秘。孕妈妈注意孕期尽量不要用药,若便秘情况严重,调理无作用,可向医生咨询使用药物,该用药时要及时用药。

孕期腿抽筋不都是因为缺钙

引起孕妈妈腿抽筋的原因多是因为缺钙,但决不能以小腿是否抽筋作为是否需要补钙的指标,也不能因小腿抽筋就大量补钙。因为个体对缺钙的耐受值有所差异,有些孕妈妈在缺钙时,并没有小腿抽筋的症状,而有些孕妈妈小腿抽筋也未必全是因为缺钙。孕期由于孕妈妈双腿肌肉的负担大,也可能发生抽筋的现象。另外,夜间睡觉时小腿肚子着凉、受压,也会引起抽筋。

孕妈妈一旦发生腿抽筋现象,可以马上用手抓住抽筋一侧的大脚趾,再慢慢伸直脚背,然后用力伸腿,抽筋就会得到缓解;或用双手使劲按摩小腿肚子,也能见效。为了防止夜间小腿抽筋,孕妈妈可在睡前按摩腿部,也可用热水洗脚、洗腿后再睡。夜间睡觉要避免潮湿和受凉。平时要穿软底鞋,不宜走路太多,以免过于疲劳。如果腿抽筋的情况频繁发生,则应就医治疗。

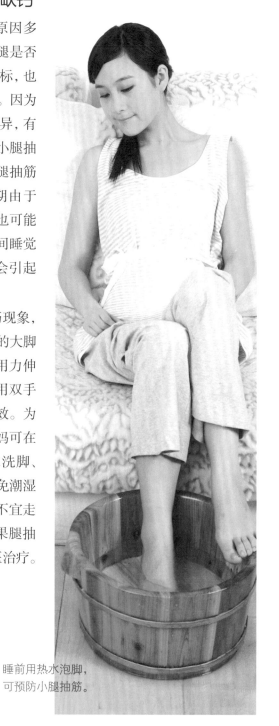

睡前用热水泡脚,
可预防小腿抽筋。

失眠不要怕

良好的睡眠质量对孕妈妈非常重要，但是对于孕中晚期的孕妈妈来说，睡眠往往成了一件可望而不可即的事。孕妈妈失眠先不要惊慌，也不必顾虑失眠会对胎宝宝产生的影响，因为轻度失眠基本没有危害。上床后不要多想，运用一些方法使自己放松，如改善卧室环境、睡前泡泡脚、读读书等。不要焦虑，下面介绍一些促进睡眠的好方法，孕妈妈可以试着做一下。

✱ 调整睡姿缓解失眠

孕妈妈适当调整睡姿可缓解失眠，孕妈妈可以采取侧卧位姿势，一腿伸直，一腿屈曲，还可以在屈曲的腿的膝盖下垫上枕头。这种睡眠姿势可一直持续到孕晚期。当然，孕妈妈也不要刻意保持此姿势，睡眠姿势应以孕妈妈自我感觉舒适为好。

✱ 为自己选个侧卧枕

肚子大了之后，孕妈妈会发现向一侧躺着肚子就会跟着下坠，会有些不舒服。此时孕妈妈不妨为自己选一个舒服的侧卧枕，放在肚子下面，以填补腹部与床面的空间，撑起扭曲下垂的肚子，这样睡起来会舒服很多。

✱ 选择舒适的床上用品

对于孕妈妈来说，过于柔软的床垫如席梦思床并不合适，应该在棕床垫或硬板床上铺棉垫为宜，并注意松软、厚度要适宜。市场上有不少孕妈妈专用的卧具，可以向医生咨询，应该选购哪种类型的。千万不要舍不得换掉家中的高级软床垫，因为这可是保证孕妈妈睡眠的重头戏。

✱ 芹菜是失眠孕妈妈的好帮手

有些孕妈妈为了免受失眠的困扰，会选择服用安眠药，但是大多数具有镇静、抗焦虑和催眠作用的药物，对胎宝宝都会产生不利影响，所以这是绝对禁止的。平时可以选择一些具有镇静、助眠作用的食物进行食疗，如芹菜可分离出一种碱性成分，对孕妈妈有镇静安神作用。

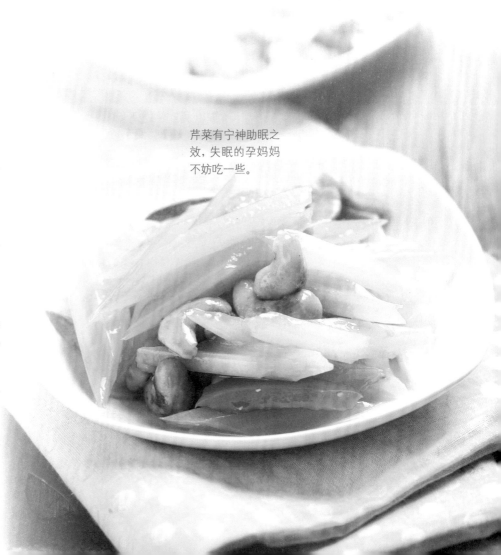

芹菜有宁神助眠之效，失眠的孕妈妈不妨吃一些。

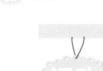

运动可缓解孕期不适

不是所有孕妈妈都需要静养

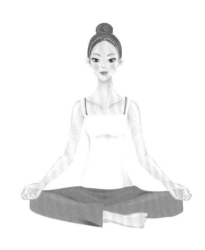

一位孕妈妈怀孕 5 个月后辞职回家，专心待产了。原本上着班也没觉得身体有什么不适，自从在家休息后，感觉腰背酸痛、肩膀疼，骨盆也疼，睡眠质量也变差了，入睡比较困难。孕 6 月产检时，是她丈夫陪她来的，各项检查做完后，胎宝宝发育正常。她的丈夫非常关心她，问了我很多关于她身体不适的问题。其实，女性在怀孕后，其身体会发生较大的变化：负担加重，易于疲劳，浑身酸痛，活动不便等，等生完宝宝，这些不适都会悄然消失。在孕期不能一味地休息待产，适当的体育活动，能调节神经系统功能，增强心肺功能，促进腰部及下肢血液循环，减轻腰酸腿痛、下肢水肿等压迫性症状，还能帮助消化，减少便秘，促进睡眠，使身体状况得到锻炼和优化。

运动可缓解腰酸背痛

适度运动可以大大改善肌肉的柔软性及关节的灵活性，增加肌肉的强度和耐力。像步行、游泳、慢跑等这种全身性的运动，对于缓解腰酸背痛都是有好处的。空闲时间做几个伸展的小动作，也有利于腰酸背痛的预防和治疗。

运动可缓解肩膀痛

孕妈妈经常会感到脖子周围的肌肉发紧和肩胛骨处疼痛，尤其是保持一个姿势不动时，这种疼痛感会逐渐加重。为了及早预防，孕妈妈平时可这样做：盘腿而坐，双手自然地放在膝盖上，将腰背部尽量挺直，呼气，努力向上拉伸颈部，好像要努力伸长脖子一样，坚持几秒钟，使自己尽量放松。然后再重复几次。孕妈妈可以隔一两个小时就做一次这样的动作。

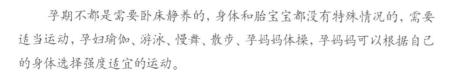

孕期不都是需要卧床静养的，身体和胎宝宝都没有特殊情况的，需要适当运动，孕妇瑜伽、游泳、慢舞、散步、孕妈妈体操，孕妈妈可以根据自己的身体选择强度适宜的运动。

孕妇瑜伽：加强侧伸展

孕中期和孕晚期，腰背部需要承受的力量非常大，孕妈妈要适当通过运动或休息来放松一下背部。加强侧伸展可以缓解下背部疼痛，强健腹肌，使身体变得轻盈、自在，并有效锻炼腿部肌肉。

1 运动强度 ★
运动强度较小，只是用来达到放松和休息的目的。

2 运动时间
随时都可以做，饭后或起床后最好。

每天可运动数次。

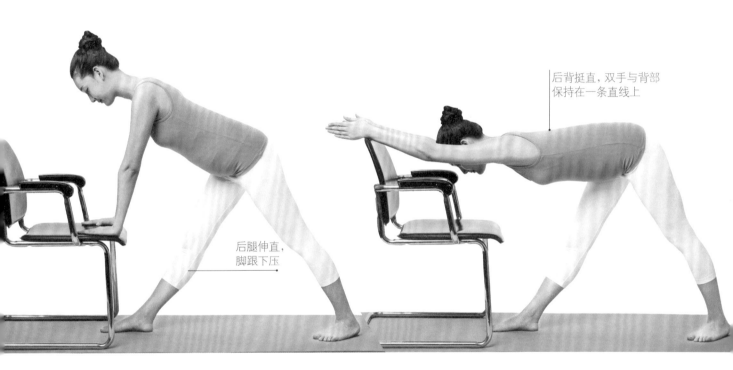

后腿伸直，
脚跟下压

后背挺直，双手与背部
保持在一条直线上

1 椅子置于垫子前端，双手扶于椅座上，左脚向后撤，离椅子大概一条腿的长度，双脚开度与髋同宽，脚跟下压，向前迈右脚贴合在椅子腿边上，吸气时延展背部向前，颈部拉长，在身体前侧创造更多的空间感，同时调整髋关节至平行，感受双腿后侧的拉伸。

2 如果感觉舒适，可将双手向前向上放置于椅背上方，体会更多侧肋及腋窝的伸展，整条脊椎从尾骨一直延伸至头顶。一侧保持5组呼吸后，换另一侧练习。

孕妇瑜伽：步步莲花

这套动作可以锻炼腿部，拉伸小腿肌肉，预防孕期静脉曲张。在整个练习的过程中，记住放松上半身，动作进行时腹部应用力内收。腿部伸展动作的大小以摇晃上半身为准。长期练习这套动作，可以加强骨盆区域的支撑能力，有效预防骨盆倾斜。

1 运动强度 ★★☆☆☆
运动强度一般，需要长期坚持才有效。

2 运动时间
午饭或晚饭后 1 小时可以做。

3 运动次数
每天可练习一两次。

躺下时做几组深呼吸，放松身心

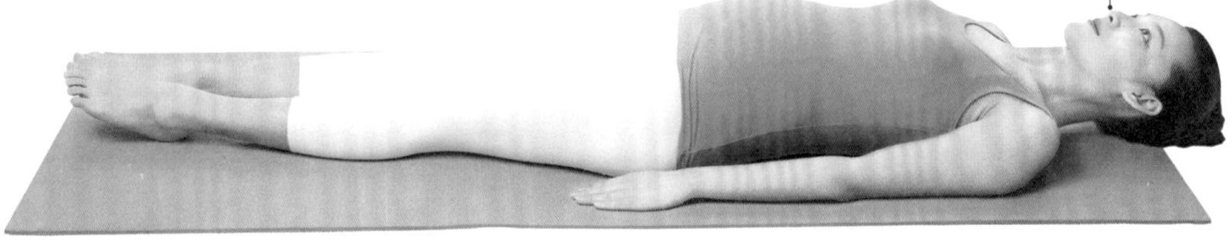

1 仰卧，双手自然放于身体两侧，掌心贴地面，调整呼吸，以使气息匀称。保持背部平直放松的状态，感觉背部劳累时可以多躺 1 分钟，使背部得到充分休息。

脚尖绷直，腿与地面垂直

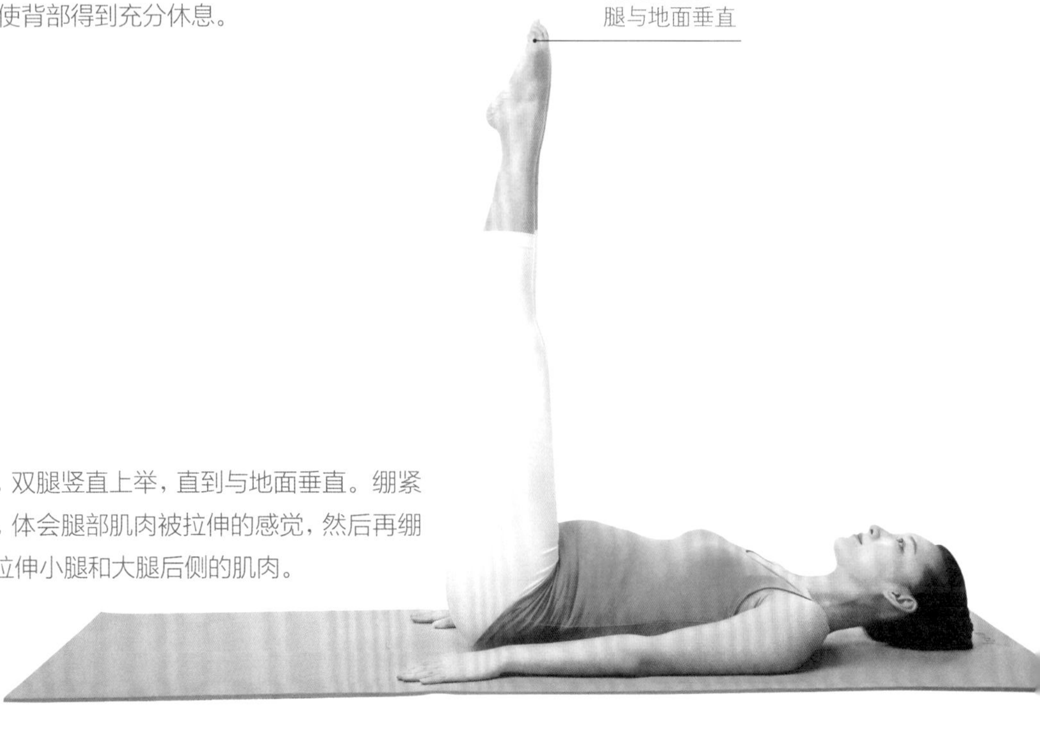

2 吸气，双腿竖直上举，直到与地面垂直。绷紧脚尖，体会腿部肌肉被拉伸的感觉，然后再绷紧脚跟，拉伸小腿和大腿后侧的肌肉。

这套动作看似简单，其实很耗费体力，所以不宜在饥饿状态下做。刚开始做时，可以坚持一两分钟，以后慢慢延长时间。孕妈妈在做此套动作时，感觉累了可暂时休息一下，调整运动节奏，分组做，每组做两三次，一次做三四组即可。

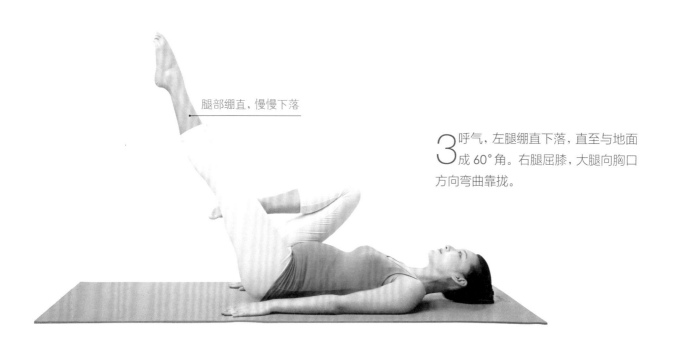

腿部绷直，慢慢下落

3 呼气，左腿绷直下落，直至与地面成 60°角。右腿屈膝，大腿向胸口方向弯曲靠拢。

4 吸气，双腿交换动作，右腿向斜上方伸直，左腿屈膝向胸口方向弯曲。自然呼吸，双腿轮替，如蹬自行车。呼气，双腿慢慢落地，伸直并拢，身体仰卧休息，恢复至初始姿势。

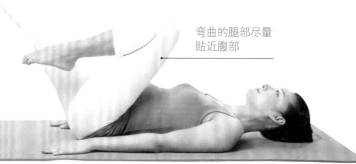

弯曲的腿部尽量贴近腹部

怀孕是一个心理历练的过程

重视不等于大惊小怪

有一位孕妈妈是活泼开朗、有主见的女性，因为忙事业，直到40岁才怀上第一胎，全家对这个宝宝都十分重视。自从怀孕后，她时时刻刻把胎宝宝的安危放在第一位，为了宝宝的健康，做了很多改变……但是她常常被自己紧张的情绪吓到。

还记得她第一次因为胎动减少来医院时，一家人簇拥着她，每个人的表情都十分紧张，大家都慌慌张张地向我诉说她的情况。我劝他们安静下来，用听诊器听胎心，心率正常。这次过后又有好几次因为感觉胎动不正常来门诊检查，其实是孕妈妈自己神经太紧绷，造成的心情紧张。

怀孕过程中可能会遇到各种问题，比如头晕、呕吐、厌食、生理指标不正常等，孕妈妈既要给予足够的重视，又不要大惊小怪。孕妈妈要有心理准备，还要学会调节自己的心理和情绪，就把这看成是人生中难得的一次心理训练吧。

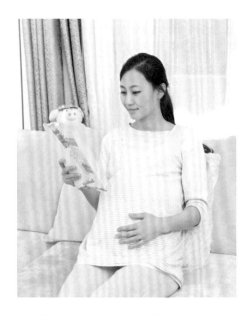

大龄孕妈妈不要给自己太大压力

女性怀孕后容易产生紧张、恐惧、情绪激动或内向性等心理现象，孕妈妈最担心的就是胎宝宝能否顺利成长，特别是大龄孕妈妈或不容易怀孕的女性，其压力更是不言而喻，这些都是常见的。"大龄"与"不孕"、"难产"、"致畸"并不存在必然联系，只要自己的身体状况良好，大龄孕妈妈和一般孕妈妈并无差别，自己不要总是过分纠结年龄的问题。遇到什么不明白或比较担心的问题，孕妈妈可以问一问自己的母亲和有怀孕经历的朋友，或者看看书，还可以向医生咨询。即使是发生了与别人不一样的现象，只要不危及自己和胎宝宝的健康，就不用过分担心。

心里有疑虑时多向医生咨询

孕中期，孕妈妈和胎宝宝相互适应，孕妈妈情绪日趋稳定，心情起伏也少了，如果有某种程度的易怒、思想不集中是正常的。如果出现一些不利于胎宝宝的因素，如服药、发热等，使孕妈妈对胎宝宝发育非常担心，不妨多去求教产科医生，以消除不必要的担心。必要时还可以去做一些检查，也可找医生咨询并进行疏导。

好方法给孕妈妈更多好心情

有心理压力的孕妈妈，要给自己找一个快乐的理由，多想些开心的事情，多做些自己感兴趣的活动。

买一本关于编织的书，买些五颜六色的毛线，学着为宝宝织点小东西，这个过程会让你很兴奋，也很有成就感。读一些自己感兴趣的书，如开心的漫画书或漂亮的图文书。选几本怀孕育儿的书，多学习会让自己更有信心。每天照着孕期营养食谱做几个自己想吃的菜，到孕期结束，会突然发现自己厨艺大增。听一些放松心情的音乐，这也是音乐胎教的重要一环。每天或每周记一次怀孕日记，记录下自己的体重、日常饮食安排、感觉和变化，还有对宝宝的畅想。

不必过分担心胎宝宝

因为太担心胎宝宝，很多孕妈妈喜欢用小概率的思考方式来对待问题，一点很小的事情，就担心会给胎宝宝的未来造成巨大影响。如果孕检医生告诉你没有问题，就不需要将小概率放大，给自己增加压力。

准爸爸别给孕妈妈增加压力

有的准爸爸忙于工作，对孕妈妈在生活、饮食和家务劳动上不够关心，特别是精神上的关心和体贴不够。有的准爸爸在无意中给孕妈妈施加精神压力，经常对孕妈妈说："这回可一定得给我生个大胖小子。"害得孕妈妈吃不香、睡不实，总是提心吊胆，怕生下女孩。

孕期愉悦、轻松的情绪，准爸爸的体贴、关心对于孕妈妈来说十分重要，准爸爸不要给孕妈妈任何压力，应多给她一些关爱，这样才会生出一个健康、聪明的宝宝。

王大夫给准爸爸的 **3** 点建议：

安抚情绪

发现孕妈妈情绪激动、紧张时应多进行安抚。

多夸赞孕妈妈，让孕妈妈对自己充满信心。

甜言蜜语

多陪孕妈妈聊天，不要让她一个人胡思乱想。

陪伴

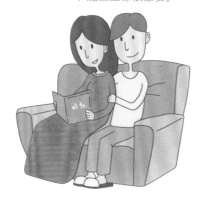

准爸爸的陪伴对孕妈妈和胎宝宝都很重要。

孕妈妈出差必知

＊孕早期和孕晚期尽量不出差

＊带全检查手册、保健卡

＊注意休息

＊准备零食

大龄孕妈妈必做

＊定期产检，关注自身健康状况

＊糖耐量试验

＊无创产前 DNA 检测

＊胎心监护

二胎孕妈妈必知

＊利用游戏让大宝不要抱抱

＊让大宝看他婴儿时的照片

＊时常向大宝提起二宝

＊准备待产包

"糖"妈妈必看

＊严格控制饮食

＊听从医生建议定时产检

＊不要加班工作

门诊故事 王大夫独家分享产科故事

杞人忧天，没必要

孕妈妈在孕期总会担心下次还没到来的孕期产检会出现什么问题，不知不觉就会给自己很大的心理压力。

有位孕妈妈在孕 24 周来做产检，这次产检的重点项目是妊娠糖尿病筛查，她之前就一直担心自己这项检查通不过。等到结果出来，拿给我看时，竟然真的没有通过，7.92 毫摩尔 / 升，阳性。我实事求是地说："你的检查结果显示血糖水平偏高，日常饮食要多留意，不要吃糖及甜食。太甜的水果也不要吃……"我的话还没说完，她就问我："大夫，我这糖尿病会不会遗传给宝宝？"原来她是将这次检查和糖耐量试验混淆了，我跟她解释说："你别着急，这次检查并不能确诊你是妊娠糖尿病，下次来做糖耐量试验才能知道结果。很多人这次检查通不过，有的医院就直接做了糖耐量试验。不用担心，说不定你下次来也就通过了。"

"如果真的是妊娠糖尿病，对胎宝宝会有什么影响啊？"

"真的是'糖妈妈'，那对宝宝是非常不利的。容易导致胎宝宝过大，增加孕妈妈的负担，同时也会增加宫内窘迫和剖宫产的发生概率。也易导致胎宝宝胎肺成熟减慢，易患肺透明膜病，也容易造成早产。不过，你还是别瞎想了，你还不一定就是'糖妈妈'呢！回去照着这个餐单吃吧。"

这位孕妈妈就是典型的"杞人忧天"型孕妈妈：什么事情都往前想，还总是往坏的方面想，为什么要用没有发生的事情折磨自己呢？希望所有的孕妈妈都能乐观面对眼前的困难，积极解决问题，也给将来的宝宝树立一个好榜样。

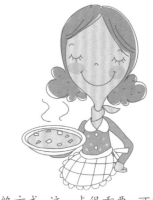

孕妈妈在孕期应关注自己的身体健康和产检结果，有问题及时咨询医生，不要让心里无凭无据的种种猜测折磨自己，放松心情，享受和胎宝宝亲密无间的孕期吧！

孕期出差怎么办

因为工作关系，很多孕妈妈需要在孕期出差，有的需要坐长途汽车、坐火车或者搭乘飞机，在这个旅程中，孕妈妈要注意自身和胎宝宝的安全。

有一天，我正在办公室写手术记录，电话铃声突然响了起来。电话那头非常慌张："医生，我们同事吐得厉害，怎么办啊？"我听得莫名其妙，"谁吐得厉害？怀孕多久了？""我们同事，是您的病人。一直在您那儿产检，她现在怀孕6个月了，但是突然就吐开了。"我也觉得有点反常，按说这个月份了，孕吐早该过去了。我又问："她现在还在吐吗？今天都吃了什么东西？"电话那头儿顿了顿："一会儿就吐一次，今天就吃了一个三明治，喝了一瓶矿泉水。"接着，又忽然明白了似的对我说："啊，我们今天出差，坐了一上午车了。"我对情况基本了解了，然后对她说："她可能是晕车，你们

最好停车让她好好休息一下，多喝点热水。也有可能是早上吃的东西不卫生，注意观察她有没有发热、腹泻的情况，如果有就需要送到最近的医院诊治了。"

经常会接到类似的"急救电话"，如果情况不是太坏还好，一旦出现紧急情况我在电话这头也只能干着急。孕妈妈在出差前要做好充分的准备工作，最好提前与医生沟通，听取医生的意见。要随身携带孕妈妈产前检查手册、保健卡，以及平时做产前检查的医院和医生的联

络方式，这一点很重要，可以帮助孕妈妈应对一些紧急状况。

孕妈妈的饥饿感可能会伴随整个怀孕过程，特别是在出差的时候，由于舟车劳顿，时间上的不可掌控性使得孕妈妈更容易饥饿。一旦感觉到饥饿，孕妈妈会有头晕、身体乏力等症状。出差中时刻准备些小零食以备不时之需，如全麦饼干、坚果等，可大大缓解这种症状。

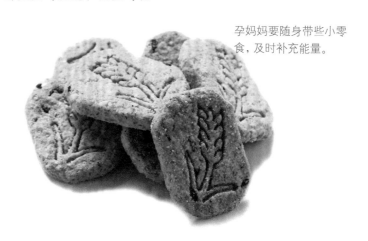

孕妈妈要随身带些小零食，及时补充能量。

孕 7 月

胎宝宝在长大

第 7 个月末，胎宝宝相当于 1 个柚子的重量。

不要边看电视边吃东西

孕妈妈边看电视边吃东西，在食物摄取方面容易分心，这样会让你在不知不觉中吃进很多食物，从而导致肥胖的发生。

→第 151 页

大衣服、小裤子天生是绝配

锻炼腹肌，帮助分娩

孕妈妈多锻炼腹肌，有力的腹肌能预防因腹壁松弛造成的胎位不正和难产。

→第 157 页

王大夫说怀孕

怀孕的日子是不是过得很快？

一眨眼，已经做了 7 个月的孕妈妈了，现在马上就进入孕晚期了。

{ 为了胎宝宝的健康成长，孕妈妈可以适当地解放自己，开开心心地度过这段时期，但也别忘记下面这些小细节哦。

有些孕妈妈需要做特殊产检。在本月内，有的孕妈妈需要做乙型肝炎抗原、梅毒血清试验和麻疹等检查，检查时需要空腹抽取静脉血，孕妈妈要提前做好准备，从产检前一天 21：00 以后就不宜吃东西了。抽完血后，可以先吃早餐，然后再进行其他项目的检查。

要注意安全。怀孕满 28 周，胎宝宝体重达到或超过 1160 克，这段时间内，孕妈妈要警惕早产征兆，避免腹部用力，若出现规律宫缩等情况，要及时去医院。

运动

散步是适合整个孕期的运动。无论孕早期还是孕中期和孕晚期，散步都是非常适宜的运动。每天晚饭后，孕妈妈和准爸爸一起去散步，不仅有利于控制体重，还能加深夫妻感情，何乐而不为？

别忘记每天都要监测胎动和胎心，随时了解胎宝宝的状况。孕妈妈还可以自己制作胎动记录表和胎心音记录表，将每天监测的胎动和胎心音次数记录下来，以后这也是胎宝宝的成长日记呢。

B 超检查胎盘，警惕异常情况

孕 7 月，除了常规的检查项目，孕妈妈还可能会做 B 超检查胎盘、心电图检查。以此来了解胎宝宝的发育情况，以及胎盘的位置和成熟度，有助于及时发现胎盘异常等情况，避免造成遗憾。

孕 7 月产检项目

☐检查子宫大小与高度

☐检查皮疹、静脉曲张、水肿等项目

☐检查体重与血压

☐尿常规检查（检查是否患有肾脏疾病）

☐如有必要，检查血色素及血细胞比容

☐检查饮食习惯，必要时，与医生讨论体重情况

☐听胎宝宝的心跳，必要时，可通过超声波检查胎宝宝发育情况

☐与医生讨论孕期心情的变化和自己关心的问题

（以上项目可作为孕妈妈产检参考，具体产检项目以医院及医生提供的建议为准。）

产检省时省力小妙招

做过了唐氏筛查、大排畸检查、糖尿病筛查等，本月的产检多是常规检查，不过本月应重点检查孕妈妈是否存在贫血、血压高的情况。

这一时期贫血的发生率增加，孕妈妈应做贫血检查，一旦发现贫血，要在分娩前治愈。做贫血检查需要抽血，检查前一天最好清洁皮肤，减少细菌感染。抽血后，需在针孔处进行局部按压 3~5 分钟，进行止血。不要揉，以免造成皮下血肿。如有出血倾向，更应延长按压时间。

本月是妊娠高血压疾病的高发期，孕妈妈不能忽略量血压这个小检查。量血压时一定要放松，可在测量前先休息 15 分钟左右，平复下心情再量。对于缴费等活动可让准爸爸帮忙，以免孕妈妈走来走去影响血压。

空腹不宜做心电图检查，做心电图检查前，孕妈妈应吃点东西，以免出现低血糖，使心跳加速。不要在心跳过快的状态下去做心电图，检查前最好先休息一会儿，等心跳稳定下来再做检查。检查时既不要紧张，也不要说话。做心电图时，最好穿一些容易穿脱的衣服。如果身上有手表、手机，最好取下来。

王大夫手把手教你看懂报告单

本月的B超检查，应重点查看胎盘成熟度。胎盘成熟度分级，是对胎盘成熟度做的分级，用GP表示，一般分为0级、Ⅰ级、Ⅱ级、Ⅲ级。Ⅰ级是胎盘成熟的早期阶段，Ⅱ级表示胎盘接近成熟，Ⅲ级提示胎盘已经成熟。孕28周的B超单上通常会有胎盘成熟度，这时的胎盘级别通常为0~Ⅰ级；孕36周左右，胎盘级别为Ⅰ~Ⅱ级；孕40周前后，胎盘为Ⅱ~Ⅲ级，代表胎盘已经成熟了。下面跟着王大夫一起看看B超胎盘检查和心电图报告单。

✳ 看懂本月B超胎盘检查报告单

孕28~34周，做B超检查胎盘，可发现前置胎盘、胎盘早剥等异常。B超检查可清楚看到子宫壁、胎先露、胎盘和宫颈的位置，并能进一步明确前置胎盘的类型，能够准确定位胎盘位置，有利于诊断前置胎盘和胎盘早剥。

胎盘位置：通常，胎盘位置多表示为胎盘位于子宫的前壁、后壁或侧壁，这些都是正常的。如果是前置胎盘，常提示异常情况的发生。

胎盘级别（GP）：B超单上常列出胎盘级别，孕28周，正常级别应在0~Ⅰ级，你只需看后面的级别即可了解情况。

脐动脉的收缩压/舒张压：这与胎宝宝供血有关，通常情况下，随孕周增加，收缩压下降，舒张压上升，近足月时，这个比值小于3。

除此之外，B超单上会显示胎宝宝生长发育的数值，孕妈妈可参照各项数值与结果做对比，符合孕周即属正常。

✳ 看懂心电图报告单

心脏在每个心动周期中，由起搏点、心房、心室相继兴奋，伴随着心电图生物电的变化，通过心电描记器从体表引出多种形式的电位变化的图形称为心电图。心电图是心脏兴奋的发生、传播及恢复过程的客观指标。

孕妈妈的心率在60~100次/分钟为正常。PR间期145毫秒，说明心房功能好，没有传导阻滞。ST没有异常，说明心肌供血正常。

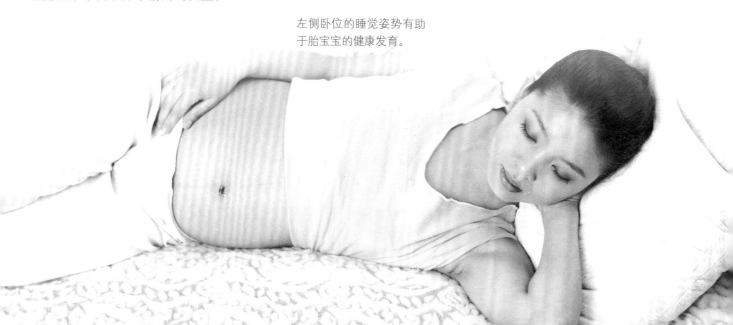

左侧卧位的睡觉姿势有助于胎宝宝的健康发育。

营养

平衡饮食，
防止体重增长超标

体重超标，减少油脂摄入

一位孕妈妈一米七八的大个子，怀孕后身材胖了两三圈。孕 28 周来产检，体重比上月增长了 850 克。我询问她最近的饮食是如何吃的，她说："一天吃五顿，正常三餐都是米饭或者粥一碗，还有各种菜，加餐有时候吃零食，有时候也像正餐一样吃。"旁边她丈夫补充道："每天的菜倒是有荤有素，可她吃肉吃得多，蔬菜基本都是我吃的。"我乐了，这丈夫肯定是先紧着妻子吃，吃剩下了他才吃。我对他说："怪不得，你看你老婆胖了多少了！以后你要多吃点肉，让她少吃点。"孕妈妈说："我是无肉不欢的，这要没有肉吃饭还有啥味道啊？""不是不能吃肉，可以有选择地吃脂肪含量少的瘦肉、鱼肉啊，荤素要均衡。"

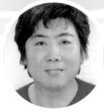

丰富均衡的饮食有利于营养的吸收，也有利于胎宝宝的健康发育。每天食材种类要多，但是食量不能增，总的热量要控制。

体重超标，这样调整饮食

体重增加迅速的孕妈妈，如果此时对饮食不加节制，体重超标的话，对孕妈妈和胎宝宝都不利。所以此时要注意平衡饮食，不可暴食，防止肥胖。

控制进食量：主要是控制糖类食物和脂肪含量高的食物，米饭、面食等粮食均不宜超过每日标准供给量。动物性食物可多选择含脂肪相对较低的，如鸡肉、鱼肉、虾、蛋、奶，少选择含脂肪量相对较高的，如猪肉、牛肉、羊肉等。另外，可适当增加一些豆类，这样既可以保证蛋白质的供给，又能控制脂肪量。要少吃油炸食物及奶油类食物、糕点等，坚果的摄入量不可过多，这类食物脂肪含量也较高。

主食和脂肪减少后，孕妈妈可能会感觉饿，可适当多吃一些蔬菜、水果。注意要选择糖分少的水果，既能缓解饥饿感，又可增加维生素和矿物质的摄入。

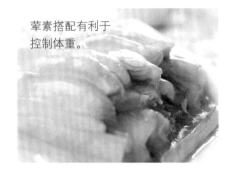

荤素搭配有利于控制体重。

胎宝宝不是你大吃特吃的借口

孕中期孕妈妈的胃口相当好，可以全面地摄取各种营养，不过，孕妈妈不要以胎宝宝为借口而大吃特吃。营养均衡是前提，再好吃、再有营养的食物都不要一次吃得过多、过饱，以免造成胃胀或其他不适；一连几天大量食用同一种食品，这也是不可取的，会导致营养摄入的单一化，不利于胎宝宝的健康成长。

饮食不要饥饱不一

有的孕妈妈一看到合自己胃口的饮食，会吃得过多，这样人体大量的血液就会集中到胃里，造成胎宝宝供血不足，影响胎宝宝生长发育。也有的孕妈妈长期饮食过量，会造成胎宝宝发育过大，造成难产。同样，有的孕妈妈由于胃口不佳，不愿吃饭，可能孕妈妈自己并不觉得饥饿，但实际上身体因不能及时得到营养的供应，对胎宝宝生长发育不利。

要减少热量的摄入

孕中晚期阶段是孕妈妈体重迅速增长、胎宝宝迅速成长的阶段，多数孕妈妈体重增长会超标，此时也是妊娠高血压、妊娠糖尿病的高发期。这一时期，孕妈妈要监测体重，发现体重增长过快就应在饮食上加以纠正并适当控制高脂、高糖食物以减少热量摄入。此时孕妈妈的主食最好是米面搭配杂粮，副食则要全面多样、荤素搭配。

注意餐次安排

随着胎宝宝的生长，孕妈妈胃部受到挤压，容量减少，应选择体积小、营养价值高的食品，要少食多餐，可将全天所需食品分五六餐进食。可在正餐之间安排加餐，当机体缺乏某种营养时可在加餐中重点补充。热能的分配上，早餐的热能占全天总热能的30%，要吃得好；午餐的热能占全天总热能的40%，要吃得饱；晚餐的热能占全天总热能的30%，要吃得少。

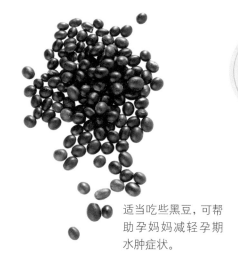

适当吃些黑豆，可帮助孕妈妈减轻孕期水肿症状。

王大夫推荐每天吃的 **5** 类食物

谷类及薯类
米、面、杂粮、红薯、紫薯、芋头等。

豆类及其制品
大豆及其制品、红豆、绿豆等。

动物性食物
蛋、奶、肉、禽、鱼等。

蔬菜水果类
白菜、菠菜、苹果、香蕉等。

纯热能食物
植物油、坚果等。

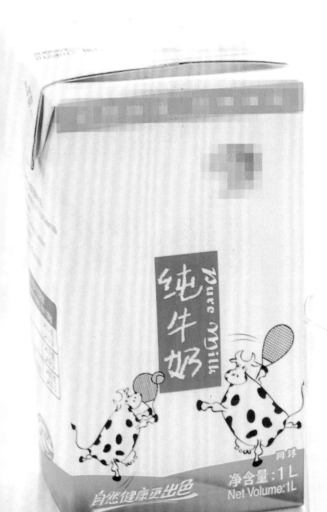

牛奶和鸡蛋营养丰富，
孕妈妈每天都要吃。

不要完全用豆浆代替牛奶

很多孕妈妈不爱喝牛奶，然后就拿豆浆来代替。这其实是一大饮食误区，豆浆的营养成分根本不能代替牛奶。牛奶主要补充的是钙质和蛋白质，而且90%以上能被人体吸收，这些都是豆浆不能达到的。虽然鼓励孕妈妈在孕期多吃一点豆制品，但不提倡用豆浆完全代替牛奶。即使不爱喝牛奶，为了胎宝宝的健康，孕妈妈还是应坚持食用一些牛奶或奶制品。对牛奶中的乳糖不耐受的孕妈妈也可以选择酸奶、芝士以及孕妇奶粉替代。

晚餐应控制食量

在晚上，孕妈妈吃得过饱会增加肠胃负担，睡眠时肠胃活动减弱，不利于食物的消化吸收。所以，孕妈妈晚餐少吃一点为好，可以选择粥类、清炒蔬菜、水果沙拉等作为晚餐，营养又不油腻，让孕妈妈有好胃口。

不吃太咸的食物

孕妈妈这个时期容易产生水肿，这时应该注意，饮食不宜太咸。要定期产检，监测血压、体重和尿蛋白的情况，注意有无贫血和营养不良，必要时要进行利尿治疗。孕妈妈应注意休息，每天卧床休息至少8个小时，中午最好能卧床休息1小时，左侧卧位利于水肿消退。已经有些水肿的孕妈妈，睡觉时把下肢稍垫高可缓解症状。

不要边看电视边吃东西

孕妈妈经常边看电视边吃东西，在食物摄取方面容易分心，这就会在不知不觉中吃进很多食物，长此以往，势必导致肥胖的发生。相比于专心吃饭，边看电视边吃东西会让我们忘了吃过些什么，因而饱腹感也较低。

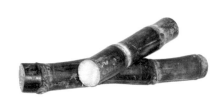

甘蔗糖分多，一次不要吃太多。

预防血压高宜吃鸭肉

鸭肉性平和而不热，脂肪高而不腻。它富含蛋白质、脂肪、铁、钾、磷等多种营养素，有清热凉血、祛病健身的功效。孕妈妈可选择吃些鸭肉，清热凉血效果非常好。研究表明，鸭肉中的脂肪不同于黄油或猪油，其化学成分近似橄榄油，有降低胆固醇的作用，对防治妊娠高血压疾病有益处。

最好不要吃夜宵

有些孕妈妈为了补充营养，喜欢吃夜宵，其实，吃夜宵不但会影响睡眠质量，还会导致肥胖，导致产后恢复慢。夜晚是身体休息的时间，吃夜宵之后，容易增加肠胃道的负担，让肠胃道在夜间无法得到充分的休息，而且也可能会影响孕妈妈的睡眠质量，因此，孕妈妈吃夜宵要谨慎。

不宜多吃甘蔗

甘蔗中含有大量的蔗糖，孕妈妈吃多了之后，蔗糖会进入胃肠道消化分解，会使孕妈妈体内的血糖浓度增高。同时，摄入过多蔗糖，会导致孕妈妈发胖，还会影响孕妈妈对其他营养素的摄入，影响营养均衡。

饭后不要立即吃水果

饭后立即吃水果会影响消化功能。由于食物进入胃里需要经过一两个小时的消化才能排出。如果饭后立即吃水果，先到达胃的食物会阻滞对水果的消化，使水果在胃内的时间过长，从而引起腹胀、腹泻或便秘的症状，这对孕妈妈的身体不利，所以孕妈妈要在饭前或饭后半小时吃水果。

健康孕妈妈也要预防贫血

健康孕妈妈也要预防贫血，贫血的预防应从多方面入手，注意不要挑食、偏食，膳食要合理。注意孕期营养，多吃新鲜蔬菜、水果和动物蛋白，以增加铁、叶酸和维生素的摄入。

只吃菜，营养不够

许多孕妈妈认为菜比饭更有营养，所以常常多吃菜而少吃饭，这种观点是错误的。菜和饭都是孕妈妈获取营养素的重要来源，只是各自的侧重点有所不同。米、面等主食，是能量的主要来源，孕中期和孕晚期每天应该摄入足够量的米、面等主食。

穿对了，孕期更美丽

任何时候都要美美的

在产科工作，每天能看到很多的孕妈妈，而大部分孕妈妈穿的是宽大、休闲的衣服，有些甚至过分肥大，整个人看起来又矮又胖。偶尔有一个打扮靓丽时尚的孕妈妈出现，总会引起大家的注目。

曾经有一位孕妈妈就在一众人中脱颖而出。这位孕妈妈没有化精致的妆，也没有佩戴过多饰物，只是穿了一件浅蓝色娃娃领的高腰裙，配了一条黑色打底裤和尖头平底鞋。整个人看上去神清气爽，肚子也被很好地遮在裙子里面了。几个孕妈妈都围着她讨教经验，这个说："你这裙子真好，不显胖啊！"那个问："我腿粗适合穿什么衣服啊？"……看着她们热烈交流的样子，真为她们开心。女人就是应该这样好好对自己，任何时候都要美美的。

怀孕后的女性依然可以美丽动人，只要选对了服饰，再加上合理的搭配，你将成为最漂亮、最有个性的孕妈妈，并以独特的孕味展示于职场与生活中。

柔和的颜色和孕妈妈更配

孕妈妈在选购孕妇装时，应注意选择色彩柔和、小清新为主，宜选择粉色、橙色、淡黄色、浅紫色、苹果绿色等。这些柔美的颜色让孕妈妈心情平静的同时，也增添了一份可人的气质。比如，夏天可以选择凉爽的水蓝色，可以是韩式的高腰裙或蓬蓬裙，显得可爱而洋气；也可以是连体衣，连体衣利落有型，简约的设计和大面积的水蓝色会让孕妈妈一出现就成为全场的焦点。

大衣服、小裤子天生是绝配

宽松 T 恤 + 开衫 + 小脚裤，这样的搭配"上大下小"，是孕期最省心的穿衣原则。孕妈妈不妨多买几条不同颜色的孕妇小脚裤。这种裤子不仅可以拉长小腿，塑造出小腿的曲线轮廓，还可以有效地掩盖因怀孕而长胖的臀部和大腿。小脚裤的尺码要选择稍大的，不要让腹部和腿部感觉紧绷。

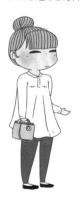
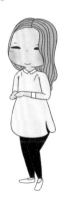

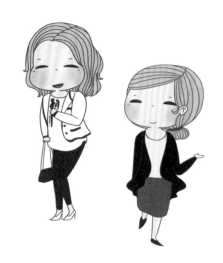

小西装是职场孕妈妈的最爱

在款式选择上，孕妈妈可以试试中长款西装，不要系扣，搭配紧身打底衫。裤子可以选择专门为孕妈妈设计的小脚裤。这种裤子在腰部做了处理，能根据孕妈妈腹围的增大而调节。春秋季节，外搭一件浅色风衣，通过内深外浅的对比，也能很好地凸显身材。

学明星巧搭格子衫

爱美的孕妈妈，衣柜里总有一两件衬衣。只要搭配得当，孕妈妈也能将衬衣穿出优雅气质来。比如长款竖格子衬衣搭配打底裤，再配一款编织包，就能穿出欧美风。孕早期也可以选择一款有腰带的衬衣，松松地系着腰带，也不失女性的优雅和干练。

居家休闲这样穿

高腰设计的服装：无论是何种风格，高腰设计的服装，腰部以下的位置都会加一些褶皱的处理，孕妈妈圆润的腹部刚好被掩盖住。高腰风格的服装，充满了可爱、随性的感觉，尤其适合孕妈妈在逛街、散步等休闲场合穿。娃娃领的高腰裙子，也能很好地拉长孕妈妈的双腿曲线。

一件中长格子衬衫搭配一条小脚裤再穿一双舒适的休闲鞋，这身搭配最适合那些喜欢简约的孕妈妈，简单的搭配，舒适的鞋子，彰显出一种随性、惬意的气质。无论是宅在家里还是逛街购物都会给你一个好心情。

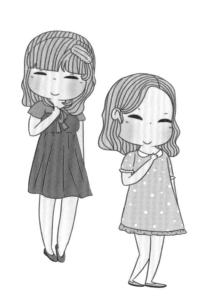

套装：不会搭配也没关系，休闲装、运动套装、假两件……各种套装是你的最佳选择。对于不精于穿衣打扮和犯懒的孕妈妈，这些套装会令你搭配零出错，变美更轻松。在随意休闲的同时，再配以同色系鞋子，孕期生活的舒心和安逸就洋溢出来了。

精心挑选一双鞋

平底鞋是孕妈妈穿鞋的首选，但是在选择的时候注意，那种款型老气、颜色沉闷的鞋子，孕妈妈最好不要买。可以选择一些款式简约、时尚、软底、透气的平底鞋。

帆布鞋应该是绝大多数孕妈妈的首选。时尚百搭、舒适方便，别致造型与潮流色彩的运用使孕妈妈能穿搭出各种风格。每换一个颜色心情都会不一样，其他鞋子穿不出这种感觉。选择一双活泼俏皮、色彩艳丽的帆布鞋，上班、出游、散步，它都会是最佳选择。

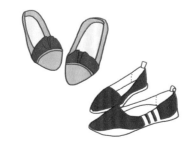

四季扮靓有捷径

想变美变漂亮是每个女人的愿望，但是穿衣扮靓也是一门很深的学问呢。这里给孕妈妈们推荐一下各个季节扮靓的秘密单品。

✳ 春季可爱卫衣

衣柜里最不能缺少的就是卫衣，任何单品皆容易与之搭配，任何季节都能大有作为。可爱时尚的孕妈妈卫衣给人以温暖热情的感觉。

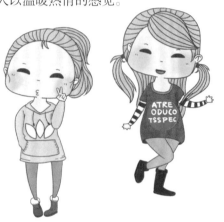

✳ 夏季必备雪纺、蕾丝连衣裙

雪纺、蕾丝孕妇装，好像童话里的公主。经典的白色，可爱的蕾丝，松垮的造型，透露出优雅的休闲风范。大大的圆领，显露出一丝精致的性感味道。如果觉得纯色太过于朴素，可以选择碎花连衣裙。

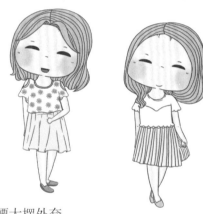

✳ 秋季穿荷叶边公主外套

浪漫多层的荷叶边下摆，在秋风中摇曳，能遮住大肚子，让孕妈妈充满活力的同时，尽显高贵姿态。孕妈妈还可以穿毛呢连衣裙，设计简洁、优雅，腰部略有收紧，腹部宽松，从视觉上达到修身的效果。

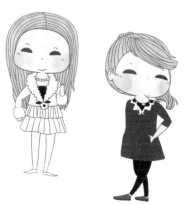

✳ 冬季高腰大摆外套

实用、百搭、保暖的棉衣，是孕妈妈冬季衣橱必备的经典单品。可以用腰带来调节腰部的大小，不同的搭配会呈现不同的感觉。初冬时，羽绒马甲＋围巾＋粗毛线帽，加上略带民族风情的撞色项链，在寒冷的冬季也不失时尚。

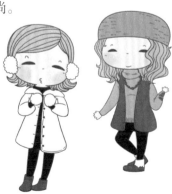

应勤洗内衣裤

在整个孕期，孕妈妈应该经常清洗和更换内衣裤。一般来说，孕早期、孕中期和孕晚期每个时期都要准备两三套内衣裤，便于更换。文胸最好每一两天换洗一次，以免细菌感染，造成乳腺炎，给孕妈妈和胎宝宝带来不良影响；内裤最好每天换一次，因为怀孕后阴道分泌物必然增多，所以每天都应清洗外阴并更换内裤。

穿包腹式内裤

怀孕之后，那些三角束身的、紧身的、收腹的内裤都要退居二线了。现在市面上有可以调节松紧带的内裤，穿着特别方便，肚子大一点，就将松紧带拉得长一些。还可选择包腹式内裤，能够包覆肚子，保护孕妈妈的腹部，具有保暖效果。

要及时更换文胸

文胸能给乳房提供可靠的支撑和扶托，通畅乳房的血液循环，它对促进乳汁的分泌和提高乳房的抗病能力都有好处，还能保护乳头不受到擦伤。

一般从孕4周开始，孕妈妈就要开始注意加大文胸的尺码了，选择罩杯较大的文胸，这样有利于托起整个乳房。

选择无钢圈文胸或运动型文胸较舒适，也可以选择可调整背扣的文胸，因为它可以依胸部变化来调整文胸的大小。最好选择支撑力较强的文胸，以避免在孕期胸部变大后出现自然下垂。

在孕晚期可以考虑选择哺乳型文胸，为产后哺乳做准备，而且可以为垫吸乳垫留出足够的空间。文胸的布料最好选择吸汗、舒适且具有一定伸缩性的纯棉材质。

避开令人担忧的化妆品

部分化妆品含有铅、汞、砷等对人体有害的元素，不少黑发乳和染发水一类的化妆品含有高量的铅，有一部分还含有高量的铜，而且部分化妆品含有数量惊人的细菌，还有部分化妆品未经有关部门进行孕妇安全性的试验。因此，孕妈妈就要当心化妆品对自身健康和胎宝宝健康的危害。

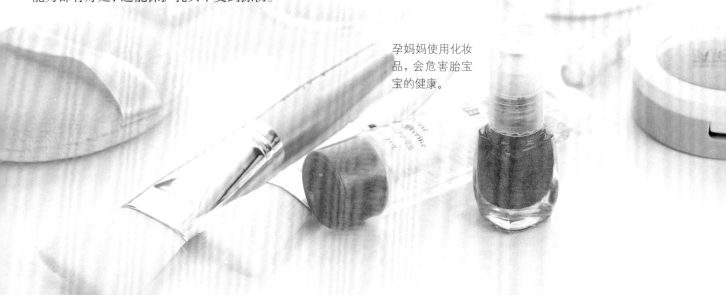

孕妈妈使用化妆品，会危害胎宝宝的健康。

身体变沉，动动更轻松

运动

水肿也要适当运动

马上就要进入孕晚期了，孕妈妈开始有些行动不便了。这时由于腹部迅速增大，孕妈妈会很容易感到疲劳，还会出现腿肿、脚肿、痔疮、静脉曲张等状况。此时孕妈妈依然要坚持运动。

一位怀孕 7 个月的孕妈妈来做产检，她把双手拿给我看，白胖白胖的手看起来有些水肿，我检查了一下，确实是水肿。我问她："还有哪里是肿的？"她说："小腿和脚都是肿的。"我叫她脱了鞋看看，那一双脚丫肿得跟馒头一样了。我先开了这次需要检查的项目单子让她去检查，结果拿回来我就重点查看了她的血压和蛋白尿情况。还好血压正常，尿蛋白值正常，只是水肿比较严重。

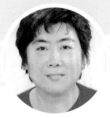

水肿是孕期常见的生理现象，90%以上的孕妈妈会出现水肿现象，如果无子痫前症的症状，水肿可视为孕期正常现象，往往在休息或睡眠后减轻。出现水肿后不能一味卧床休息，适当的运动能更好地缓解水肿。

充足睡眠是消除水肿的前提

消除水肿的最好方法莫过于静养，静养可减轻肾脏负担，所以孕妈妈要注意休息。每天夜里睡眠休息至少 8 个小时，中午最好还能休息 1 小时。

孕期水肿有对策

睡觉或者坐着休息时可以把下肢稍稍垫高，能加速血液回流、减轻静脉内压力，可缓解水肿症状。

适当做些运动，如散步，借助小腿肌肉的收缩可以使静脉血顺利地返回心脏，因此，散步对于水肿的预防是很有效果的。另外孕妈妈平常不要长时间坐或站，要经常走一走、动一动，增加下肢血流。

左侧卧位可以避免压迫到下肢静脉，并减少血液回流的阻力，有利于水肿消退，孕妈妈休息时应尽量平躺或左侧卧位。

通过按摩促进血液循环对于水肿的预防也是很有效的。要记住按摩时要从小腿方向逐渐向上，这样才有助于血液返回心脏。睡前进行按摩，可以解除腿部酸痛，有助于睡眠。

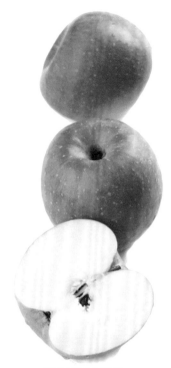

运动后吃个苹果，
补充水分和能量。

适当运动，告别超重

孕期运动一定要注意强度和时间。一般运动需维持 30 分钟以上才会燃烧脂肪，但孕妈妈需在运动 15 分钟后就稍微休息，即使体力可以负荷也必须在稍微休息过后再开始运动。这是因为孕妈妈必须避免过度劳累与心动过速，并且孕期运动的目的并不是燃烧脂肪，而是在训练全身的肌力，因此孕妈妈每运动 15~20 分钟就要停下来稍作休息。

孕妈妈运动时心跳速率需在每分钟 140 次以内，若超过此范围，孕妈妈血流量较高，血管可能会负荷不了。

锻炼腹肌，帮助分娩

运动可以改善母体内的血液循环，增加肌肉组织的营养，使肌肉储备较大的力量。建议孕妈妈多锻炼腹肌，有力的腹肌能预防因腹壁松弛造成的胎位不正和难产。有力的腹肌、腰背肌和骨盆肌还有助于自然分娩。

随身携带小零食，防止运动中昏厥

孕妈妈切记不可空腹运动，因为空腹运动有可能发生意外。孕妈妈随身携带一些小零食，可防止运动中昏厥。因为运动时心率加快，有些孕妈妈还会微微出汗，如果能量不足，孕妈妈就会眼前发黑、软弱无力。可补充能量的食物有苹果、香蕉、坚果等。苹果含糖量适中，能够提供稳定的能量，比较适合运动间歇食用；香蕉富含钾，可以降低运动过程中发生肌肉痉挛的危险；坚果除了能提供充足的能量外，其富含的蛋白质、矿物质还能增加饱腹感，提高运动时的耐力。

王大夫推荐适宜运动的 **2** 个时段

上午 —— 空气清新，尤其是冬季的上午 8~10 点。

下午 —— 下午 2~4 点肌肉力量和耐力处于相对较好的状态。

运动环境和时间很重要

孕期运动的地点和时间也很重要。如果条件许可，孕妈妈应尽可能到花草茂盛、绿树成荫的地方运动。这些地方空气清新、氧气密度高，尘土和噪声都较少，对孕妈妈和胎宝宝的身心健康大有裨益。

城市中下午 5~7 点空气污染相对严重，孕妈妈要注意避开这段时间锻炼和外出，这有利于孕妈妈和胎宝宝的身体健康。

孕妈妈体操：肩部练习

对于职场孕妈妈而言，做这套动作是最合适不过的。这套动作可以活动到肩、臂、背部的肌肉群，是一个放松心情的姿势，可改善上半身血液循环，缓解劳累，避免脂肪堆积在上半身，还可改善孕期失眠。

1 运动强度 ★☆☆☆☆
运动强度不大，几乎不会使心率加快。

2 运动时间
工作间隙或早上起床前都可以做。

3 运动次数
运动次数不限，只要有时间就可以做。

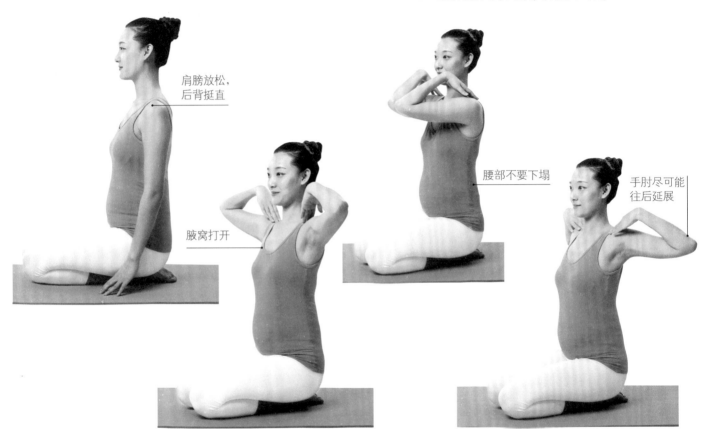

肩膀放松，后背挺直

腋窝打开

腰部不要下塌

手肘尽可能往后延展

1 跪坐在垫子上，跪坐时两膝盖稍分开，以感觉动作舒适为宜。肩膀自然放松，脊背挺直。

2 双臂向身体两侧平举，手心朝上，两臂举至与肩齐平，然后慢慢弯曲肘部，使指尖搭在肩膀上。

3 指尖继续搭在肩膀上，双手肘相碰于胸前，吸气，慢慢向上抬高手肘，使肩轴向上转动，大臂尽量贴在耳旁，保持这个姿势。

4 呼气，慢慢向后，逆转肩轴，使胸廓得到充分扩展。动作结束时，手肘慢慢放下，再次于胸前相碰。

孕妈妈体操：伸腿弯腿运动

　　孕 7 月，随着腹部的增大，下肢压力变得越来越大，有些孕妈妈还会出现下肢水肿的现象。孕妈妈饮食要少油少盐，同时不要穿着过紧的衣服。平时也可以做一些小运动，促进脚部及下肢的血液循环。

1 运动强度 ★ ★ ★ ☆ ☆
运动时心率可能达到 100 次／分左右。

2 运动时间
饭后 1 小时。

3 运动次数
每组运动做 8~12 次，每周做三四次。

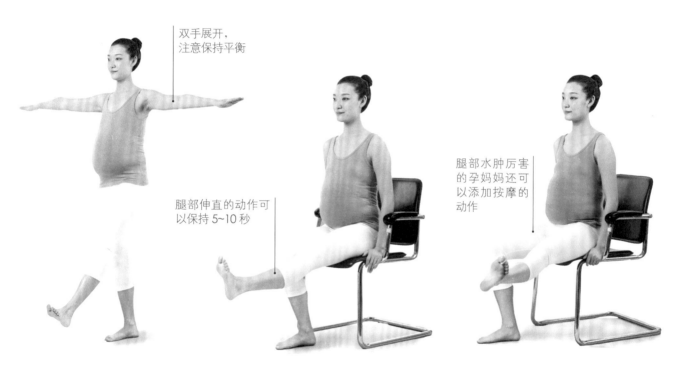

双手展开，注意保持平衡

腿部伸直的动作可以保持 5~10 秒

腿部水肿厉害的孕妈妈还可以添加按摩的动作

1 站立，双腿分开与肩同宽，调整呼吸至均匀状态，呼气，抬起手臂至与肩平，抬高左腿，并使踝关节弯曲，脚趾朝向自己。吸气时收回，再换另一侧做。每一侧做 3~5 次。

2 孕妈妈可以坐在椅子上，重复站立时的动作。

3 孕妈妈依旧坐在椅子上，一条腿向外、向侧面伸出，脚由内向外转动，并带动腿部运动。每一侧做 3~5 次即可。孕妈妈感觉抬腿做太累时，可以在小腿下面放个小凳子。

不必忧虑会变"丑"

孕期疑心惹的祸

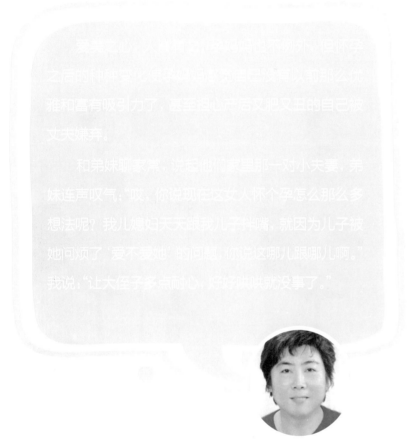

爱美之心，人皆有之，孕妈妈也不例外。但怀孕之后的种种变化使孕妈妈对自己失去以前那么优雅和富有吸引力了，甚至担心产后又肥又丑的自己被丈夫嫌弃。

和弟妹聊家常，说起他们家里那一对小夫妻，弟妹连声叹气："哎，你说现在这女人怀个孕怎么那么多想法呢？我儿媳妇天天跟我儿子拌嘴，就因为儿子被她问烦了'爱不爱她'的问题。你说这哪儿跟哪儿啊。"我说："让大侄子多点耐心，好好哄哄就没事了。"

很多孕妈妈会为脸上的蝴蝶斑、肚皮上的妊娠纹、变大的骨盆、变形的乳房、变肥的体态而烦恼。有这些担心是可以理解的，毕竟这关系到我们今后面对社会和家庭的自信心。不过，孕妈妈们大可不必为此忧虑。孕妈妈只要稍加注意，都可以在产后 2 年内逐渐恢复到以前的体重。一般应做到自己给宝宝哺乳、产后及时进行恢复性训练、孕期注意控制体重。

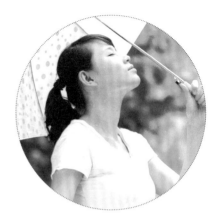

越自信越有魅力

因为怀孕，身体和外貌方面的改变会导致一些孕妈妈自信心受挫。尤其在面对自己的丈夫时，会更加在意丈夫对自己的态度和关心程度。而孕妈妈又比未怀孕时更加敏感，准爸爸稍有冷淡之色便可能会导致孕妈妈一晚上的胡思乱想。

孕妈妈应该相信自己的眼光，相信自己选的男人不会错。自己选择的丈夫不可能是只爱慕美色的人，他所爱的必定是最真实的你，独一无二的你，无论你的外在有多大的改变，他都会坚守爱你不变的初心，除非是你自己的心改变了。

自信永远不会被别人夺走，永远是属于自己的财富，因为自信，你便是光彩照人、淡雅高贵的，无论什么场合，你都是众人的焦点，永远不会因为容颜衰老、身材走样而失去自己的魅力。只要你的内心坚定，相信自己，你就是最有魅力的孕妈妈。

孕妈妈的美丽是独一无二的

孕育宝宝是一件幸福而美好的事情，每一位孕妈妈脸上都带着甜蜜的微笑，这无疑为孕妈妈增添了魅力。除此之外，身体上的种种变化也会使你"越孕越美"。

当孕妈妈"大腹便便"的时候，走在街上，周围人会投来关切的目光，有时还会与孕妈妈聊一聊"几个月了？""什么时候生啊？"这让孕妈妈感觉很温暖，用手轻轻抚摸着肚子，脸上一定会挂着幸福而甜蜜的微笑。

当孕妈妈挺着大肚子，慢悠悠地与行色匆匆的人擦肩而过时，也许他们会再回头看一眼，因为他们羡慕你慢生活、慢走路的状态。在孕妈妈脸上，没有焦躁、没有慌张、没有愁苦，有的是可以让人放松、让人释然、让人悠然的气质。怀孕后，孕妈妈再也不是"柴火妞"了，身上长一些肉也许会让你变得更漂亮。

总之，孕妈妈的美丽是独一无二的，在这段怀孕的时光里，孕妈妈一定要绽放自己最靓丽的一面，每天微笑、快乐地生活。

内在美胜过外在美

孕妈妈不应只注意穿衣搭配、体形控制、护肤等外在的"建设"。更应该注重加强内在的精神修养，不断地用文化知识充实与更新自己。真正的女性美不仅仅是容貌或体形美，花容月貌总有红颜褪色的那一天。而女性经久不衰的魅力在于内在的气质与修养。所以，要想使自己魅力永存，就应当加强各方面的修养，包括行为举止、知识经验、生活技能等，使外表美与内在美统一起来。

准爸爸要学会称赞孕妈妈

当孕妈妈皱着眉头在镜子前审视自己变形的身材、暗黄的皮肤时，准爸爸不要打击或嘲笑她，也许你的一句玩笑话，就会让孕妈妈很伤心，导致心情不悦。准爸爸要学会赞美孕妈妈，及时发现妻子怀孕后的魅力。

王大夫给准爸爸的 **2** 招宠妻秘籍

积极流露

情感需要表达，不要吝啬说"我爱你"。

细微之处见真情

做一道妻子爱吃的菜，帮妻子洗头，拍一张美丽的大肚照。

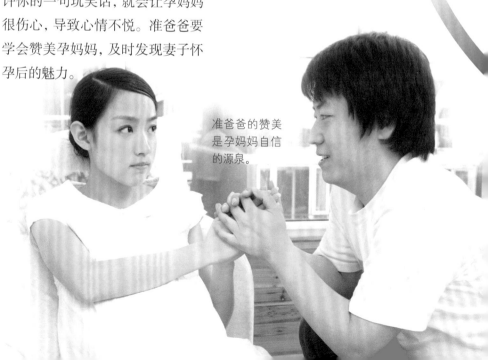

准爸爸的赞美是孕妈妈自信的源泉。

职场孕妈妈必做

＊重视工作餐

＊工作不要太累

＊工作间歇适时休息

娇小孕妈妈必知

＊控制体重，避免难产

＊增加营养，保证胎宝宝
　正常发育

双胎孕妈妈必看

＊减少活动量

＊身体不适可提前休产假

＊产检按照医嘱定期进行

＊保证合理饮食

 # 王大夫独家分享产科故事

孕妈妈的顺产情结

近年来，我们医院大力宣传和提倡孕妈妈选择顺产，顺产对妈妈和宝宝都有好处。

很多来产检的孕妈妈也会非常关心以后的分娩方式。有一位孕妈妈非常希望能够顺产，但是她也有一些担心。那次来医院，她就问我："医生，宝宝现在有多大了？我能不能顺产？我可不想挨刀子。"我说："现在宝宝的个头不算大，你能不能顺产还要看你的骨盆情况。"之后，我详细跟她解释了顺产的条件。

分娩与骨盆大小有很大的关系，骨盆小容易使分娩出现困难，甚至难产。顺产的主要因素包括产力、产道、胎宝宝状况和孕妈妈的精神、心理状况。有的孕妈妈虽然骨盆小，但胎宝宝大小适合骨盆，子宫收缩力强，在医护人员的帮助下，也能顺利分娩。而有的孕妈妈虽然骨盆大小正常，胎宝宝大小中等，但却因临产前休息不好，产力不足，产程时间长，孕妈妈无力而发生难产。由此可见，孕妈妈个子小，也不一定不能顺产。但如果属于头盆不对称的情况，也就是胎头太大或孕妈妈骨盆腔过于狭窄，致使子宫颈无法开足，或是胎头不再下降，这种情况下就多采用剖宫产了。

这位孕妈妈性格开朗，精神状态不成问题，能否顺产就要看她身体的"硬件"是否过关了。后来产检发现她的骨盆有些畸形，不适合顺产。这位孕妈妈得知情况后还是有些失落，总觉得宝宝不经过阴道分娩出来，不能给宝宝最好的出生方式，心里一时无法接受。好在她很快转变了观念，只要能保证宝宝平安降生，自己挨一刀也值了。

在怀孕中，每个孕妈妈都有各自不同的担忧，对于人生中仅有的几件大事之一，生孩子是让孕妈妈最为操心的事情。我想大概每个孕妈妈都有一段让自己抓心挠肝、苦恼郁闷的孕事。

乐极生悲的世界杯

四年一届的世界杯，是球迷们不可错过的大狂欢。而球迷中有一些特殊的女性球迷——孕妇，她们某些人在观看比赛时由于情绪过于激动而发生过早产。

我曾经看过一位孕妈妈，她是一位铁杆球迷，虽然怀着孕，但也不想错过这么难得的足球盛事，于是便和丈夫一起观看。当时足球场上战况激烈，她喜爱的球员带球一路突围，一个漂亮的假动作骗过了对方球员，临门一脚，进了！这位孕妈妈当时特别兴奋，导致胎宝宝胎动异常，送医院后早产生下一个不足 1.5 千克的婴儿，被送进儿科住了保温箱。

她后来问我："医生，我们还要在这里住多久啊？"我说："你的情况还好，再观察几天没什么问题就能出院了。但是，你的宝宝出生体重过低，至少要等体重增长到 2 千克才能出院，这还得是在宝宝身体健康的前提下。如果出现新生儿肺炎等疾病就不好说了。"她又问："那如果宝宝没事，大概多久能出院啊？""少说得 20 天。"她懊悔地说："这么久啊，早知道就不看这世界杯了。"

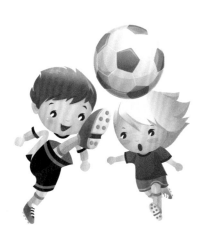

小个子孕妈妈的担忧

有一位孕妈妈每次来产检胎宝宝的个头都偏小，这也成了她的一个心病。因为孕妈妈自己的身高不高，她担心胎宝宝会遗传她的身高。我跟她解释说："胎宝宝偏小的原因比较多，遗传只是其中一个因素，你回家之后要注意加强营养。再说，宝宝将来长多高还有许多后天因素的，现在你能做的就是注意均衡饮食，为胎宝宝提供全面的营养。"孕妈妈说："我平时已经非常注意营养了，每天喝牛奶，吃钙片，这回回检查都说宝宝个头偏小，我还能怎么办啊？""想要长个不是单纯注意补钙就行了，各种营养素都要充足摄入才行。牛奶要喝，蔬菜、水果、主食一样都不能少哦！"

后来，孕 9 月来做检查时，她的胎宝宝个头才跟孕周相符，总算让她少了一些担心。

孕 8 月

胎宝宝在长大

第 8 个月末，胎宝宝相当于 8 个橙子的重量。

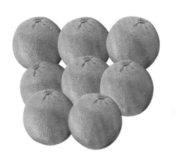

不宜用沸水冲调营养品

研究证明，滋补饮料加热至 60~80℃时，其中大部分营养成分会发生分解变化。如果用刚烧开的水冲调，会因温度较高而大大降低其营养价值。

——第 170 页

提前选好去医院的路线

俯身弯腰要注意

王大夫说怀孕

这时胎宝宝发育已经接近成熟，
而且头开始慢慢向子宫下方移动，为出生做准备了。

{ 这时候孕妈妈的身材曲线非常优美，身体又不是特别笨重，本月是非常适合去拍一套孕期纪念照的。同时，本月还有许多注意事项需要孕妈妈留心。

在本月，孕妈妈可能会发现便秘加重的情况出现，别着急，每天早起先喝一杯蜂蜜水，日常生活中注意多吃富含膳食纤维的食物(红薯、芹菜、竹笋等)，可缓解症状。如果情况严重，及时到医院，根据医生的建议进行治疗。

本月的产检变成了2周1次，孕妈妈要提前做好准备，别忘记了。由于孕妈妈行动不方便，孕晚期产检时，准爸爸最好陪着一起去。

运动

本月应以舒缓、强度不大的运动为宜。孕妈妈可以练习简单的孕妇瑜伽，动作难度大的不要强求，运动中一定要注意安全，量力而为。如果出现不适，应立即停止。

怀宝宝是夫妻两个人共同努力的，而孕育似乎就成了很多孕妈妈自己的事情。在这里特别提醒下准爸爸，即使你不能直接感受到胎宝宝的成长，但是也不应该缺席胎宝宝的成长。每天用5~10分钟时间，给胎宝宝讲讲故事，说一说今天遇到的好玩的事儿。

胎心监护，孕 32 周后必查

　　孕 32 周开始，孕妈妈每次产检都需要进行胎心监护。胎心监测可以获得胎心、胎动、宫缩等信息，由此绘制的曲线是胎宝宝生命活动的曲线图。如果胎心监护图呈现不连续的曲线，这时，医生会让过一会儿再来做测试。孕妈妈千万不要太着急，焦虑的心情也会影响胎宝宝哦，要放松心情再做。

孕 8 月产检项目

□检查子宫大小与高度，测量骨盆

□检查静脉曲张、水肿等项目

□检查体重与血压

□尿常规检查（检查是否患有肾脏疾病）

□白带检查，判断是否有生殖道感染

□检查血色素及血细胞比容

□听胎宝宝的心跳

□必要时可通过超声波看看胎宝宝

□与医生讨论孕期心情的变化和自己关心的问题

（以上项目可作为孕妈妈产检参考，具体产检项目以医院及医生提供的建议为准。）

产检省时省力小妙招

　　本月产检除了测量体重、血压等，孕妈妈还需要做骨盆测量，以检查骨盆大小和形态，判断是否适合顺产。借此，还可经阴道检查胎位，及时纠正胎位不正。在产检前，孕妈妈应做好心理准备，不用觉得尴尬。

　　胎心监护时选好姿势，在检查时，孕妈妈最好选择一个舒服的姿势进行监护，避免平卧位。

　　很多孕妈妈做胎心监护时都不是一次通过的，其实大多数的时候胎宝宝并没有异常，只是睡着了而已。所以，孕妈妈在做检查前就要把胎宝宝叫醒。孕妈妈可以轻轻摇晃腹部或者抚摸腹部，把胎宝宝唤醒。也可以在检查前的 30 分钟内吃些巧克力、小蛋糕等甜食。

王大夫手把手教你看懂报告单

胎心监护主要是检测胎宝宝宫内的活动情况。做监护时，孕妈妈背靠椅子坐着，进行约 20 分钟的胎心监护。若 20 分钟内胎动次数大于 3 次，每次胎动时，胎心加速超过 15 次 / 分钟，且没有出现频繁的宫缩，那么，这时的监护结果通常被认为是正常的，表示胎宝宝很健康。此外，本月还要进行骨盆测量。

❋ 看懂胎心监护报告单

胎心监护报告单上主要有两条线，上面一条是胎心率，正常情况下波动在 120~160 次 / 分钟，一般表现为基础心率，多为一条波形曲线，出现胎动时心率会上升，出现一个向上凸起的曲线，胎动结束后会慢慢下降。胎动计数大于 30 次 /12 小时为正常，胎动计数小于 10 次 /12 小时则提示胎宝宝缺氧。下面一条波线表示宫内压力，在宫缩时会增高，随后会保持 20 毫米汞柱左右。

胎心过快或过慢不都是有问题，医生会根据一段胎心监护的图纸进行评分，8~10 分为正常，7 分以下为异常。异常的情况出现时，医生会及时进行下一步的处理，或要求重新做胎心监护，或做 B 超，或入院。

胎心监护只能检测特定时间的胎动情况，所以，孕妈妈平时要注意在家自测胎动，发现异常情况，及时就医。

❋ 看懂骨盆测量报告单

本月的骨盆测量一般为外测量，以判断孕妈妈的骨盆状态及是否适合顺产等。

检查项目	测量位置	正常值	作用
髂棘间径(IS)	孕妈妈仰卧，用骨盆测量尺测两髂前上棘外缘间的距离	23~26 厘米	髂棘间径和髂嵴间径这两条径线可间接反映骨盆入口横径的长度
髂嵴间径(IC)	孕妈妈仰卧，测两髂嵴外缘间的最宽距离	25~28 厘米	髂棘间径和髂嵴间径这两条径线可相对反映骨盆入口横径的大小
骶耻外径(EC)	孕妈妈侧卧，腿弯曲，测耻骨联合上缘中点到第五腰椎棘突下的距离	18~20 厘米	此径线可间接推测骨盆入口前后径的大小
坐骨结节间径(TO)	两坐骨结节内侧间的距离	8.5~9.5 厘米	代表骨盆出口的横径
耻骨弓角度	测量耻骨联合下缘	正常值约 90°，小于 80° 不正常	此角度反映骨盆出口横径的宽度

预防早产要吃对

营养不良导致的早产

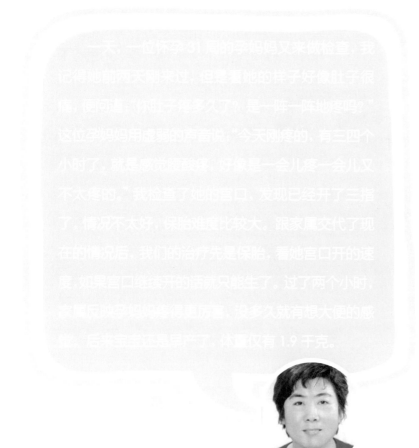

一天，一位怀孕 31 周的孕妈妈又来做检查，我记得她前两天刚来过，但是看着她的样子好像肚子很痛，便问道："你肚子痛多久了？是一阵一阵地疼吗？"这位孕妈妈用虚弱的声音说："今天刚疼的，有三四个小时了，就是感觉挺厉害，好像是一会儿疼一会儿又不太疼的。"我检查了她的宫口，发现已经开了三指了，情况不太好，保胎难度比较大。跟家属交代了现在的情况后，我们的治疗先是保胎，看她宫口开的速度，如果宫口继续开的话就只能生了。过了两个小时，疼痛反映孕妈妈疼得越厉害，没多久就有想大便的感觉。后来宝宝还是早产了，体重仅有 1.9 千克。

这位孕妈妈之前一直体重增长比较慢，这次是胎膜早破造成孕 31 周早产的。早产后宝宝在保温箱住了 30 多天才出院。这期间宝宝也多次出现危险，家人的担心可想而知。所以，孕妈妈一定要注意孕期保健，尤其是注意孕期营养。孕妈妈营养不良，特别是蛋白质不足及维生素 E、叶酸缺乏，是导致早产的重要原因之一。

全面摄取营养

孕妈妈如果偏食，营养摄入单调，使体内长期缺乏某些营养物质，易造成营养不良，导致妊娠合并症增加，如贫血或骨质软化症等。同时母体不能为胎宝宝生长发育提供所需要的营养物质，以至于造成流产、早产或胎宝宝宫内发育不良等，或出生后由于宝宝瘦小，先天不足，以致体弱多病造成喂养困难。

吃鱼防早产

鱼肉中含有丰富的蛋白质和脂肪酸，孕妈妈在孕晚期经常吃鱼可帮助胎宝宝成长，减少新生宝宝体重不足的发生概率。鱼肉富含的 ω-3 不饱和脂肪酸可促进胎宝宝大脑发育，也有助于胎宝宝孕晚期皮下脂肪的积累。所以，孕妈妈可适当多吃鱼类食物。

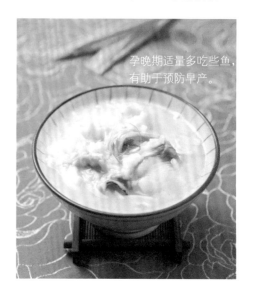

孕晚期适量多吃些鱼，有助于预防早产。

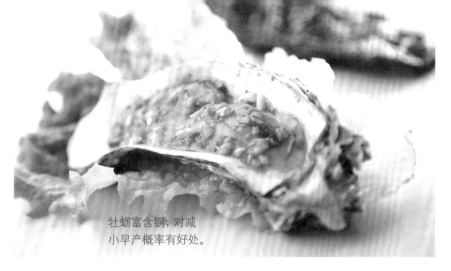

牡蛎富含铜，对减小早产概率有好处。

含铜食物可防止胎膜早破

铜在胶原纤维的胶原和弹性蛋白的成熟过程中起重要作用，而胶原和弹性蛋白又为胎膜提供了特别的弹性与可塑性。如果孕妈妈体内铜元素水平低就极易导致胎膜变薄，弹性和韧性降低，从而发生胎膜早破。从孕 7 月到宝宝出生，孕妈妈对铜的需求量约增加 4 倍。

体内的铜往往以食物摄入为主。含铜量高的食物有动物肝脏、豆类、海产类、贝壳类、蔬菜、水果等。

多管齐下防早产

专家认为，早产与病毒感染、过度劳累、外伤、细菌性感染（阴道炎、支原体或衣原体感染）、胎膜早破、宫颈机能不全等因素有关。

需要注意的是，孕妈妈应当定期做保健，保持愉悦心情，注意饮食卫生，减少盐分的摄入量，避免过度精神刺激，过度劳累和食用不洁食物引起腹痛、腹泻而诱发早产。

素食孕妈妈应注意补充蛋白质

素食孕妈妈在营养的摄入上，要根据自己的身体情况，来做有针对性的调节。长期吃素的孕妈妈，体内蛋白质会相对不足，低体重儿发生的概率相对较高，所以素食孕妈妈应注意加强优质蛋白质的补充，以保证胎宝宝更加成熟。另外，植物性食物的铁元素吸收率低，容易造成孕期贫血；一些人体生长发育所必需的营养素，如维生素 B_{12} 和维生素 D，几乎只存在于动物性食品当中，所以素食孕妈妈还应适当增加铁、维生素 B_{12} 和维生素 D 的摄入。

补充维生素 B_1 让胎宝宝更强壮

孕晚期需要补充足量的水溶性维生素，尤其是维生素 B_1。维生素 B_1 是人体内物质与能量代谢的关键物质，具有调节神经系统生理活动的作用，可以维持食欲和胃肠道的正常蠕动以及促进消化。孕妈妈缺乏维生素 B_1，会出现食欲不佳、呕吐、呼吸急促、面色苍白、心率快等症状，严重时会影响分娩时子宫的收缩导致难产，并可导致胎宝宝出生体重低，患先天性脚气病等。

维生素 B_1 推荐摄入量为每天 1.5 毫克，只要平时选择标准米面，定期吃些糙米，就可以补充孕妈妈每天所需要的维生素 B_1。

王大夫说维生素 B_1 的 **3** 种妙用

助消化　消化不良的孕妈妈可以补充维生素 B_1 助消化。

缓解疲劳　补充充足的维生素 B_1 可改善精神状况，消除疲劳。

减轻晕车症状　会晕车的孕妈妈，乘车前可服用维生素 B_1 预防晕车。

吃点莲藕好处多

莲藕中含有丰富的维生素、蛋白质、铁、钙、磷等营养素，食用价值很高，可防止意外早产。而且莲藕中含有丰富的膳食纤维，可缓解孕晚期孕妈妈的便秘症状。

不宜过量吃高蛋白食物

虽然优质蛋白质是胎宝宝成长发育必需的营养物质，但孕妈妈也不宜长期大量进食。研究发现，孕妈妈长期大量吃高蛋白食物，不仅会食欲缺乏，还会增加肠胃道负担，影响其他营养物质摄入。

大量高蛋白质食物分解后可产生硫化氢、组织胺等有害物质，易引发腹胀、疲倦等症状。大量摄入蛋白质后，血液中氮质增高，会加重肾脏负担，让孕妈妈孕期生活更加辛苦。

不宜用沸水冲调营养品

研究证明，滋补饮料加热至60~80℃时，其中大部分营养成分会发生分解变化。如果用刚刚烧开的水冲调，会因温度较高而大大降低其营养价值。不宜用开水冲调或服用的营养品有：孕妇奶粉、蛋白质、多种维生素等滋补营养品。

补钙仍然很重要

怀孕的全过程皆需补钙，但孕晚期钙的需求量明显增加，一方面孕妈妈自身钙的储备增加有利于防止妊娠高血压疾病的发生，另一方面胎宝宝的牙齿、骨骼钙化加速，也要储存一部分钙供出生之后用，所以孕晚期钙的补充尤为重要。

此时孕妈妈每天需要摄入1500毫克的钙，每天一杯牛奶已不能满足所需，孕妈妈需要再吃些豆腐或虾。含钙丰富的食物种类不少，其中以牛奶及奶制品最佳。各种海产品，如虾、虾皮、海带、紫菜等，木耳、大豆及豆制品、芝麻酱等含钙量也较高。

宜多吃利尿、消水肿的食物

本月由于胎宝宝增大，压迫孕妈妈的下肢静脉，引起下肢静脉回流受阻，有些孕妈妈在这一时期已经开始出现水肿。本月孕妈妈可以多吃一些利尿、消水肿的食物，这些食物既可以提供各种营养素，同时又不会出现服用利尿药物后对孕妈妈和胎宝宝产生的不利因素。

孕妈妈每天坚持进食适量的蔬菜和水果，就可以提高机体抵抗力，加强新陈代谢，因为蔬菜和水果中含有人体必需的多种维生素和矿物质，有利于减轻孕期水肿的症状。

冬瓜、西瓜、荸荠以及鲫鱼、鲤鱼、鸭血都有利尿消肿的功效，经常食用能起到改善孕期水肿的作用。

爱吃海带不宜多

海带中含有丰富的碘、钙、硒等微量元素，孕妈妈适量食用对身体大有裨益，但不宜多吃。海带中含有丰富的碘，孕妈妈吃过多海带易引起碘摄入过量，会对胎宝宝产生不良影响。而且，由于近些年来环境污染严重，海带也深受其害，成为铅、汞、砷等重金属"含量丰富"的食物，孕妈妈长期大量食用会对身体有害。

孕妈妈食用海带时，最好将海带浸泡24小时，并且在浸泡过程中勤换水。泡好后的海带若一时吃不完，可以晒干存储。

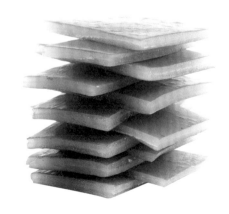

不要单以红薯做主食

红薯不宜做主食单一食用，一是由于蛋白质含量较低，会导致营养摄入不均衡；二是如果食用红薯过量，会引起腹胀、胃灼热、泛酸、胃疼等，所以最好以大米、馒头、粗粮为主，辅以红薯。这样既调剂了口味，又不至于对肠胃产生副作用。若单一食用红薯时，可以吃些蔬菜或蔬菜汤，这样可以减少胃酸，减轻和消除胃肠的不适感。

孕晚期忌天天喝浓汤

孕晚期不要天天喝浓汤，即脂肪含量很高的汤，如猪蹄汤、鸡汤等，因为过多的高脂食物不仅让孕妈妈身体发胖，也会导致胎宝宝过大，给顺利分娩造成困难。比较适宜的汤是富含蛋白质、维生素、钙、磷、铁、锌等营养素的清汤，如瘦肉汤、蔬菜汤、蛋花汤、鲜鱼汤等。而且要保证汤和肉一块吃，这样才能真正摄取到营养。

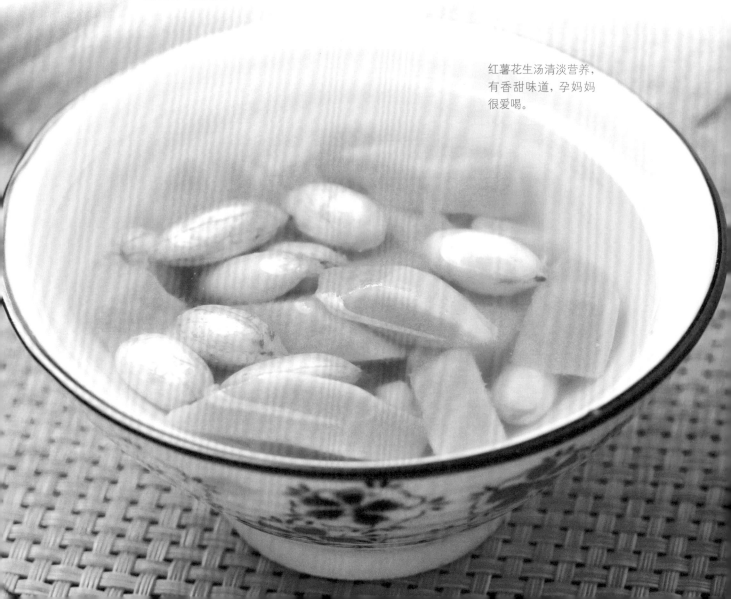

红薯花生汤清淡营养，有香甜味道，孕妈妈很爱喝。

该做好分娩准备了

何时开始准备待产包

来产检的孕妈妈大部分会向我询问，待产包都要准备些什么以及我们医院会提供哪些用品。而孕妈妈在咨询我这个问题的时间上有很大的差异：有的孕妈妈从孕4月多就开始关注这个问题了；有的孕妈妈则是快到预产期了才来问这个问题。

曾经有一位孕妈妈因为没有提前准备待产包，在分娩那天弄得一家人忙得团团转。这位孕妈妈没有婆婆照顾，那天是她老公、公公和嫂子送她来的。到医院时，羊水已经破了，宫口开了两指。进产房时，助产士叮嘱家属把包宝宝的抱被准备好，家属这才急急忙忙地去买。后来分娩结束后，听护士说，这家人什么都没准备，用到啥都是新爸爸去现买的。一个小护士夸张地说："那天把那新爸爸累得够呛。"

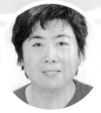

待产包的准备时间因人而异，一般在孕6月或孕7月开始准备比较适宜，最晚不要迟于孕8月底。因为胎宝宝不都是在预产期出生的，有一部分宝宝会提前出生，提前做好准备可以避免出现手忙脚乱的情况。

除了待产包，要准备的还很多

分娩的准备包括物质上的准备、心理上的准备，以及孕晚期的健康检查。此时孕妈妈和准爸爸宜确定好分娩医院，并问清如何办理住院手续，将待产包和给新生宝宝准备的衣物放到容易取放的地方。

如果宝宝出生后的东西还没有买齐，现在也应集中购买齐全。此外，准爸妈还应做好迎接新生宝宝的心理准备，对分娩的过程也应有所了解。

做好母乳喂养的准备

母亲的乳汁是宝宝最佳的食物，所以最好选择母乳喂养宝宝。如果孕妈妈想要母乳喂养宝宝，那么从孕晚期开始就要做母乳喂养的准备了。

可以在营养均衡的基础上，适当增加优质蛋白质的摄入。孕妈妈可以适当多吃一些富含蛋白质、维生素及矿物质的食物，为产后泌乳做好营养准备。

注意乳房的保养。经常按摩乳房，以疏通乳腺管；按摩乳头，以增加乳头柔韧性。若孕妈妈有乳头扁平、乳头凹陷等问题，应在医生指导下进行纠正。

待产包清单

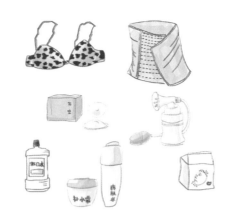

妈妈用品	洗漱用具	牙膏、牙刷、漱口水、漱口杯、香皂、洗面奶、毛巾 3 条（擦脸、身体和下身）、擦洗乳房的方巾 2 条、小脸盆 2 个
	特殊衣物	大号棉内裤 3 条、哺乳胸罩 2 件、防溢乳垫、便于哺乳的前扣式睡衣、束腹带、产妇垫巾、特殊或加长加大卫生巾、面巾纸、保暖的拖鞋（冬天要带后跟）
	个人餐具	水杯、汤匙、饭盆、吸管
	方便食品	准备一些巧克力或饼干，饿了随时吃
	医疗文件	户口本或身份证（夫妻双方）、医疗保险卡或生育保险卡、有关病历、住院押金等
	其他用品	吸奶器、手机、照相机、充电器等
宝宝用品	喂养用品	奶瓶、奶瓶刷、配方奶（小袋即可，以防母乳不足）、小勺
	婴儿护肤	婴儿爽身粉、婴儿护臀霜、婴儿湿巾、最小号纸尿裤或棉质尿布、隔尿垫、婴儿专用棉签
	服装用品	"和尚领"内衣、连体服、护脐带、小袜子、婴儿帽、出院穿着的衣服和抱被（根据季节准备）

宝宝衣物需提前清洗

为宝宝准备的衣物即使是新的，也应在给宝宝穿之前清洗一遍。

洗涤宝宝衣物时用热水，可有效地去除有害物质。清洗宝宝衣物时，用不含化学成分的肥皂可洗去衣物中的刺激性成分。洗涤后要多次漂洗，清除肥皂的残留物质。

提前选好去医院的路线

孕妈妈及家人应提前选好去医院的路线及要乘坐的交通工具，最好预先演练一下去医院的路程和时间。考虑到孕妈妈临产可能会在任何时间，包括上下班高峰期，所以最好寻找一条备用路线，以便当首选路线堵塞时能有另外一条路供选择，尽快到达医院。

王大夫教准爸爸 **3** 招缓解孕妈妈焦虑

鼓励与赞美
要表现出对孕妈妈能顺利生产的信心。

按摩
有空的时候，要帮孕妈妈按摩背部、腰部、腹部两侧，以缓解疼痛。

要竭尽全力营造轻松的气氛，不要让孕妈妈为临产担忧。

制造轻松气氛

孕晚期运动要适量

不要逞强做运动

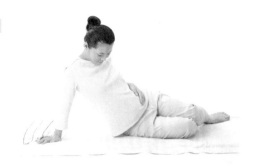

我总是叮嘱孕妈妈们，孕期要适当运动，不能总是卧床，适量的运动有利于控制体重，也有助于顺产。饭后散步、做做瑜伽都是不错的运动方式。

一位怀孕31周的孕妈妈在产检时，曾这样问我："王医生，好多人都说爬楼梯能帮助顺产，我现在每天都要爬10层楼梯2个来回，累得我大汗淋漓的，你说我生的时候会不会快一点？"我对这样的说法感到很诧异，问她："你从哪儿听来的？孕晚期虽然要运动，但也不用累到大汗淋漓的程度啊。而且孕晚期肚子那么大，爬楼梯容易造成腰酸、膝盖受伤。平时偶尔爬一爬倒没什么，可千万不要为了顺产而刻意爬楼梯啊。"

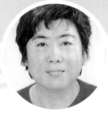

从医生的角度来说，爬楼梯促进顺产的方法并不科学。孕晚期过度爬楼梯不安全，而且容易引起早产。孕妈妈不要逞强爬楼梯，更不要独自一人爬楼梯，如果发生什么意外损失就大了。

孕晚期缺乏运动，易腰酸背痛

如果缺乏运动，肌肉组织中堆积的代谢产物乳酸就来不及运走，加上子宫随着胎宝宝的生长发育而逐渐增大，增大的子宫挤压周围的脏器，压迫腰部及下肢血管和神经，会产生肌肉酸痛、疲惫无力、下肢水肿、身体笨重的现象。

适当运动，能增强孕妈妈腹肌、腰肌和骨盆底肌的能力，避免肥胖，减少孕期水肿和妊娠高血压疾病的发生，使胎宝宝及与分娩有直接关系的骨盆关节和肌肉得到锻炼，为日后顺利分娩创造有利条件。

孕晚期起床动作要缓慢

到了孕晚期，为了避免发生意外早产，任何过猛的动作都是不允许的。孕妈妈起床时，如果睡姿是仰卧的，应先将身体转向一侧，弯曲双腿的同时，转动肩部和臀部，再慢慢移向床边，用双手撑在床上，双腿滑到床下，坐在床沿上，稍坐片刻后再慢慢起身站立。

出门运动要记得带手机

　　孕晚期，孕妈妈一定要谨慎小心，单独出门运动时，要带着手机。当身体出现不适时，可以拿起手机给家人或医生打电话；当运动后体力不支时，可以打电话叫家人来陪同回家。有了手机，孕妈妈才可以及时寻求外界的帮助，家人也可以联系到孕妈妈，确定孕妈妈的安全。

俯身弯腰要注意

　　孕 8 月后，膨大的腹部会给孕妈妈的脊椎造成很大压力，并引起孕妈妈背部疼痛，因此，孕妈妈要尽量避免俯身弯腰，以免给脊椎造成过重的负担。

　　若孕妈妈必须俯身弯腰时，应注意正确的姿势：扶住腹部，屈膝并把全身的重量分配到膝盖上，蹲下后，慢慢地、轻轻地向前俯身。孕妈妈在捡拾东西时，一定要蹲稳了再进行，以免没控制好重心摔倒。

适合孕晚期的运动

　　这个时期，孕妈妈已经行动不便了，体形较为臃肿，随时都有生产的可能。但仍要保持轻微的肢体运动，减轻下肢水肿的不适。随着预产期的临近，孕妈妈也应该为分娩做一些适当的运动准备。

＊ 呼吸运动

　　常常练习分娩时的呼吸，可以有效地让孕妈妈在分娩时将注意力集中在对自己的呼吸控制上，从而转移疼痛，适度放松肌肉，充满信心地在分娩发生阵痛时保持镇定。

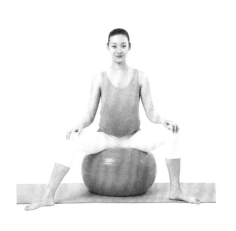

＊ 分娩球操

　　分娩球可以帮助孕妈妈锻炼，更有助于分娩。坐在分娩球上，孕妈妈就像浮在水面上，能大大减轻下肢的压力，还可以锻炼骨盆底肌肉的韧带，有助于分娩，缩短分娩时间，减轻阵痛。

＊ 孕妈妈体操

　　孕妈妈体操可以活跃浑身的肌肉，增加肌肉的力量，不仅可以缓解孕期体型变化带来的背部、腰部、腿部的不适，还可以积蓄力量，利于顺产，同时，还能为产后迅速恢复好体型打下基础。

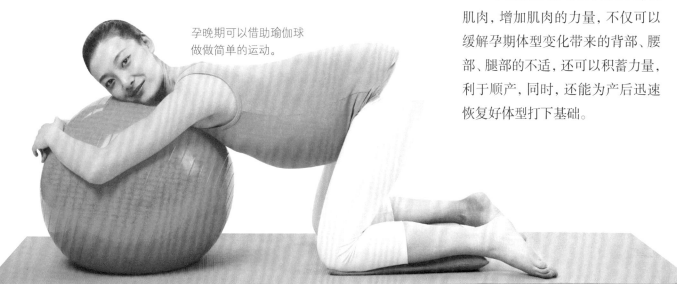

孕晚期可以借助瑜伽球做做简单的运动。

孕妈妈体操：胸部运动

孕 8 月，看着自己"庞大"的身体，孕妈妈难免有些恐惧和担忧，这时胡思乱想也在所难免。快来转移一下自己的注意力，运动起来吧！

1 运动强度★☆☆☆☆
运动强度不大，属于舒展性的运动。

2 运动时间
饭后 1 小时再做，可促进消化。

一天可运动两三次。

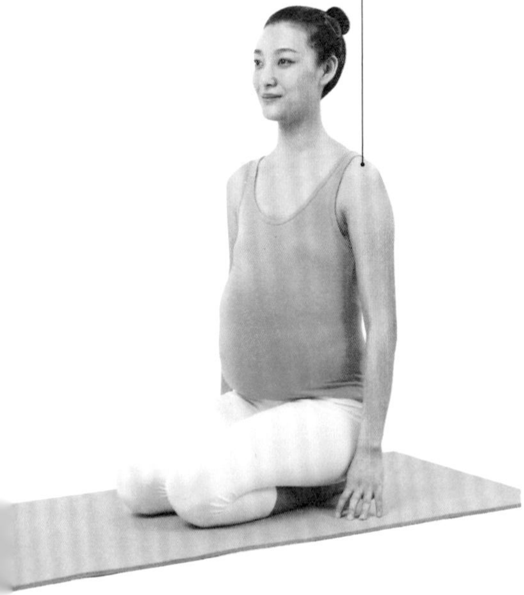

后背挺直，肩部放松

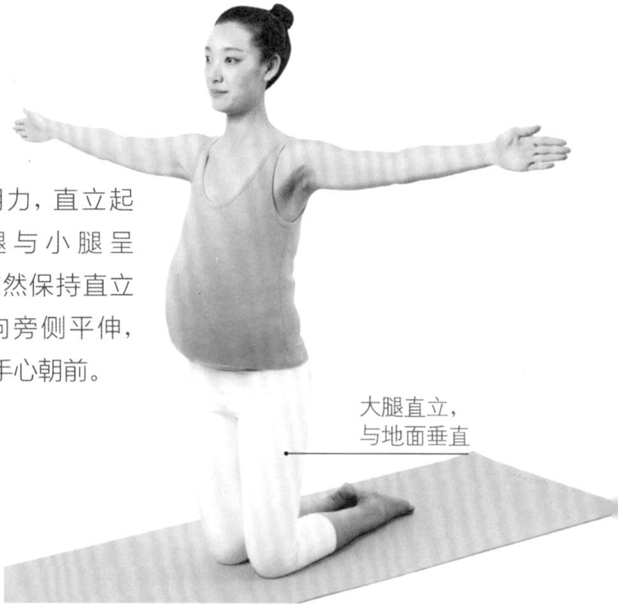

2 大腿慢慢用力，直立起来，使大腿与小腿呈90°角，后背依然保持直立的状态。两臂向旁侧平伸，抬高至与肩平，手心朝前。

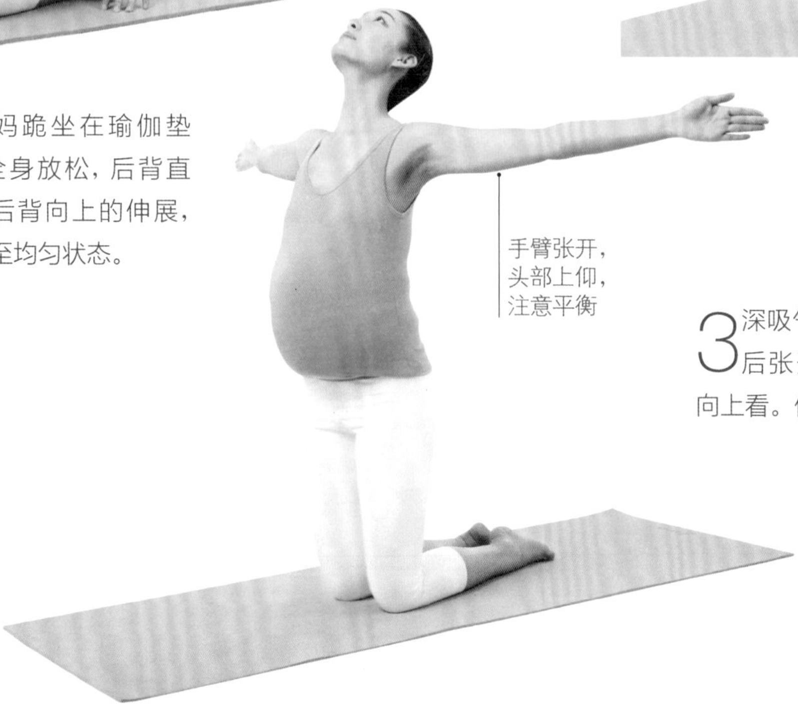

大腿直立，与地面垂直

1 孕妈妈跪坐在瑜伽垫上，全身放松，后背直立，感觉后背向上的伸展，调整呼吸至均匀状态。

手臂张开，头部上仰，注意平衡

3 深吸气的同时两臂尽力向后张开，略仰头部，眼睛向上看。保持均匀呼吸。

4 呼气，慢慢将头回正，两臂回到身体两侧，再慢慢收拢至胸前，掌心相碰，略低头，调整气息，彻底放松胸廓。可重复此套动作 5 组。

不规范的做法：身体前倾，或后背部弯曲都不会达到锻炼效果。直立的状态才有利于后背的舒展。头部不要太低，以免使身体失衡，感觉眩晕时要立即停止。依靠手臂和后背的力量平衡身体的重心。

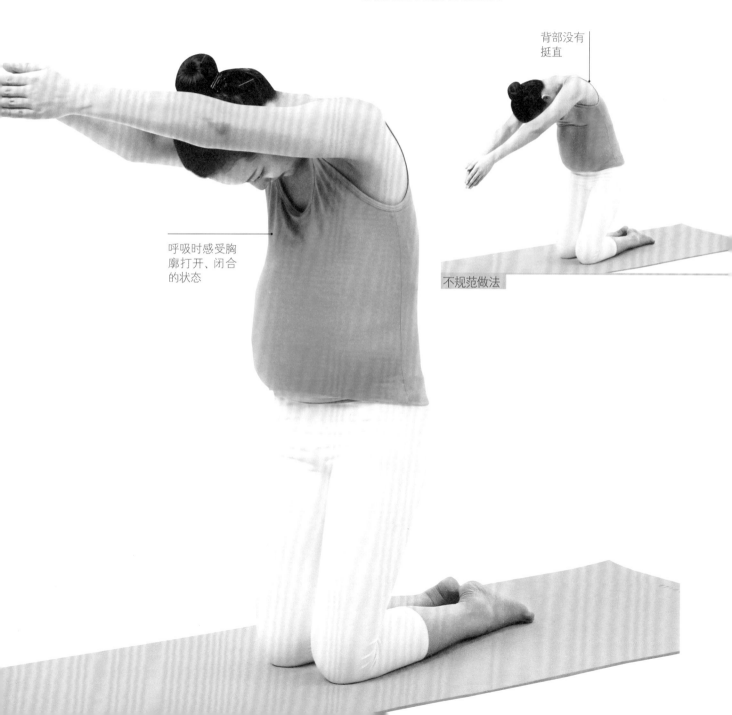

背部没有挺直

呼吸时感受胸廓打开、闭合的状态

不规范做法

心理 控制情绪，保持好心情

二胎孕妈妈不要有太大压力

有些时候越是心心念念想要宝宝，越是怀不上，即便怀上了，孕期出现的问题也比别人多。二胎政策放开后，许多孕妈妈都怀上了二胎，一些二胎孕妈妈因为年龄、体质以及其他方面的原因，对这个宝宝过度关注，以至于情绪紧张，导致身体不适。

我接诊过这样一位孕妈妈，生大宝时还很年轻，怀二胎时年龄大了，加上当时她老公不太想要二胎，这都给她造成了很大的心理压力。一怀孕就来检查，时间太早，没有看到胎芽，后来阴道又出血，把她吓坏了，生怕这个宝宝保不住，回家后什么都不做就躺在床上。好在后来她听了我一句话想开了："不要太担心，孩子和你没缘分保也保不住，和你有缘是赶也赶不走的。"

孕期还是要将心胸敞开些，不要太关注怀孕这件事。二胎孕妈妈也不用太担心自己的身体状况，如果出现异常情况也应积极乐观地面对，不能长时间沉浸在悲伤、糟糕的情绪中。二胎孕妈妈也不要太在意二宝的性别，无论男女都是你们夫妻爱的结晶。

正确面对不良情绪

虽说焦虑、愤怒、紧张等坏情绪对母子不利，但是生活中难免有磕碰，偶尔的不良情绪是正常的，对胎宝宝没有什么影响，不必大惊小怪。

有的孕妈妈晚上因为看了枪战片半夜到医院挂急诊，询问电视里的枪声会不会震坏胎宝宝的耳朵；还有的孕妈妈一时嘴馋，吃了一次麻辣香锅，总觉得胎动不正常，到医院又是好一通检查。这种情况说轻了，是孕妈妈太不将怀孕当回事，说重了又太将怀孕当回事。教给孕妈妈一个至理箴言——从思想上轻视它，从行动上重视它，怀孕也是如此。

孕期焦虑多交流

当孕妈妈心情烦躁，或对某事感到焦虑时，不妨找周围的孕妈妈或者经历过怀孕的妈妈们一起聊聊，询问别的孕妈妈是否有同样的感觉，或者问问大家是如何度过这段时期的。其实，几乎所有的孕妈妈都经历过孕期焦虑情绪，而几乎所有的焦虑最终都是"无效焦虑"，大多数胎宝宝都是平安、健康地来到这个世界的。

心情不好时注意转移情绪

生活中难免遇到不顺心或不愉快的事，如与人拌嘴、不和等。关键要善于进行自我调节，转移注意力是一种非常有效的调节方法，去做一件能使自己喜欢或愉快的事，如装饰一下居室，换个发型或去买件新衣服，洗个温水浴，去景色或环境优美的地方散散步，向闺中密友或家人倾吐宣泄一下自己的不快，把自己的不良情绪宣泄或排遣出去。

为自己打造一个良好环境

良好的生活环境，会给孕妈妈带来愉悦心情。因此，要为自己营造一个雅静、整洁、柔和的生活环境。可根据自己喜好来布置，也可摆放一些色彩鲜艳、气味清香的花草或盆景，播放一些优美动听的轻音乐，让自己一进入房间就感到放松、愉快，使精神保持充分松弛。

孕期情绪与胎宝宝息息相关

孕妈妈的不良情绪不利于胎宝宝的健康和心智发展，因此孕期孕妈妈要尽量保持一个好心情，这对孕妈妈和胎宝宝都十分有好处。经常保持良好情绪的孕妈妈，体内的有益物质会让孕妈妈的身体处于最佳状态，十分有益于胎盘的血液循环，促使胎宝宝稳定地生长发育，并且不易发生流产、早产及妊娠并发症。孕妈妈的好心情还能使自己食欲增强，预防孕期抑郁，有利于安胎和养胎。常接受情绪胎教的胎宝宝，出生后性情平和，不经常哭闹，能很快地形成良好的生活规律，如睡眠、排泄、进食等，一般来讲智商、情商也都较高。

吃健康零食，辅助情绪调节

美国耶鲁大学的心理学家发现，吃零食能够缓解紧张情绪，消减内心冲突。在吃零食时，零食会通过视觉、味觉以及手的触觉等，将一种美好松弛的感受传递到大脑中枢，有利于减轻内心的焦虑和紧张。临近分娩，孕妈妈难免会感到紧张甚至恐惧，可以试着通过吃坚果、饼干等零食来缓解压力。

但是，孕妈妈也不可毫无顾忌地猛吃零食，这样反而会影响正餐的摄入，给胎宝宝发育带来不利影响。孕妈妈可以将零食作为加餐或者在心情不好时适量吃一点。

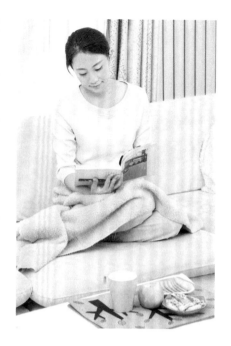

王大夫推荐受欢迎的 **3** 种健康零食

核桃　每天吃三四个就可以了，也可以煮粥喝。

酸奶　可帮助消化，每日喝酸奶最好不要超过 2 杯。

火龙果　一天吃半个即可，患有妊娠糖尿病的孕妈妈应少吃。

大龄孕妈妈必做

* 控制体重
* 产检关注胎盘成熟度
* 骨盆测量
* 和医生确认分娩方式

二胎孕妈妈必知

* 注意数胎动
* 科学饮食
* 加强自我保护意识
* 注意居室通风

双胎孕妈妈必看

* 不要独自出门
* 严禁性生活
* 适量增重

 **王大夫独家分享产科故事**

执着于胎心监护的孕妈妈

孕 32 周后的每次产检都需要进行胎心监护，孕妈妈平时在家也应该多数胎动，有必要的话，也可以买一台家用胎心监护仪来监测胎心，以了解胎宝宝的安危。

有一对大龄夫妻，每次来产检都是夫妻两人一起来，对这个宝宝非常重视。因为这位孕妈妈之前流产过一次，上次怀孕 5 个月早产夭折了，所以这次怀孕后吃穿用都非常谨慎。她现在怀孕 8 个多月了，最近他们频繁来医院做胎心监护，我劝了他们几次，没有异常情况，不用总是来做胎心监测的，自己回家数胎动就行。不过他们依然很担心，仍坚持隔两三天就来。后来，我就建议他们买一台家用胎心听诊器或家用胎心监护仪在家检测。

结果没过几天，他们又来了。我问他们："你们来做胎心监护啊？没有买仪器在家测吗？"孕妈妈说："我们买了一台家用胎心监测仪，但总找不对地方，听不到胎心。这不是把仪器带来了，想让您教教我们。"说着，她丈夫便从他的包里将仪器拿了出来。我说："你们这是太紧张了，何必这么大费周章呢？"她说："我胎动也数不对，我总觉得他一直在动。"最后没有更好的办法，只好教他们怎么找胎心的位置。

"其实你们听不到胎心，是因为没有找到胎心的位置。孕晚期胎心的位置不会发生太大改变了。"我在孕妈妈的肚子上涂抹了耦合剂，接着说："你们在家可以用水或者食物油代替。"连接好了仪器，我开始找胎心的位置："你听，这不在这里呢嘛，肚脐上面靠右边一点。你们听的时候要把探头稍稍用力压在皮肤上，不能贴着，不然声音不清晰。"听到规律清晰的胎心音，夫妻二人终于舒展了笑颜。

越到孕晚期越要留意平时生活中可能危害到胎宝宝的行为，尽量避开危险因素，避免早产，让胎宝宝在孕妈妈的肚子里顺顺利利地度过这最后一段时光。

孕期驾车，安全第一

有些孕妈妈有时也会自己驾车，方便出行。如果身体条件许可，孕期可以驾车，但是有一些注意事项要提前了解，以免出现危险或给自己和胎宝宝带来伤害。我记得曾经有一位孕妈妈就是自己开车出了事故，导致宝宝早产，在我们医院住了好久才出院的。

那是一个风和日丽的上午，刚刚查完房，急诊室就送来一位孕妈妈。当时，她躺在担架上，头发凌乱，表情痛苦，额头上还有一处伤口，双腿微屈，两手护着肚子。为了挽救胎宝宝的性命，施行了紧急剖宫产。手术后，我去看她才了解事情的经过。她当时开车想去她妈妈家。那天天气不是太热，而且有点风，她就打开窗户透气。谁知道怎么回事，一阵风吹进来，将她的头发刮了起来，遮住了她的视线。没想到前车不知为什么忽然减速了，她刹车还没踩到底就撞了上去。

在这里要提醒孕妈妈们注意，开车时最好将自己的长发梳起来，尤其是在开着车窗的情况下。孕妈妈在开车的时候应该避免紧急制动、紧急转向，因为这样的冲撞力过大，可能使孕妈妈受到惊吓。车前方的仪表台上也不要放硬物、利器、香水瓶等，一旦紧急刹车，很容易伤害到坐在前排的人。香水中含酒精成分比较多，这种气味对孕妈妈不好，所以尽量不要放在车里。

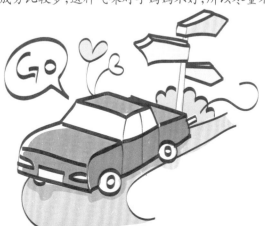

一时之欢的代价

有一天夜班，我正忙着写手术记录，就在这时产科急诊室送来了一个产妇，面色苍白，默不作声。我掀开被子一看，下体很多血。赶紧检查，她已经怀孕8个月，前置胎盘。询问病史，她回答说：刚刚同房过。我心里这个火啊，这大着肚子，还是前置胎盘，同什么房啊！

幸好送来的及时，我们的处理也很迅速，不过代价也不小：大出血，紧急剖宫产，术后她需要输血，新生儿早产需要打促肺泡成熟的药，这样算下来费用也很高。

事后，护士小张说："小不忍则乱大谋，就这么一下，代价也太高了。"我心里气得不行，赌气说："我看不冤枉，谁叫他们只图一时之欢。"

孕 9 月

胎宝宝在长大

第 9 个月末，胎宝宝相当于 1 个小西瓜的重量。

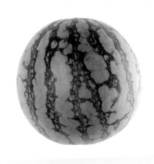

节制饮食控制体重不可取

通过克制饮食的方法来控制体重，对孕妈妈、胎宝宝都是不利的，应根据自己的情况制订科学的食谱。

→第 186 页

夫妻一起散步，安全又解压

"着急卸货"要不得

孕妈妈想要看到宝宝的心理可以理解，所谓"瓜熟蒂落"，宝宝发育成熟，自然会降生的，孕妈妈再着急也是没用的。

→第 195 页

王大夫说怀孕

进入孕9月，越临近预产期，孕妈妈越要注意安全。

{ 胎宝宝出生在即，此时孕妈妈最需要的就是耐心，同时在生活、运动等方面也要多加小心，不要心急，安心地等待宝宝的降临吧。

生活

此时孕妈妈不宜久站。如果需要较长时间站立，两只脚最好前后交错，每隔几分钟就要改变一下两条腿的前后位置，原则是把身体重心放在伸出的前腿上，这样可以最大限度地减轻长久站立时的疲劳。

运动

孕9月，即使孕妈妈的动作很笨重了，也别忘记继续运动，散步、舒缓的孕晚期瑜伽都是孕妈妈的好选择。每天定时运动不仅能让孕妈妈心情好，还有助于分娩。

本月依然需要进行2次产检。测胎动、听胎心音是非常重要的，可以监测胎宝宝在宫内的健康情况，孕妈妈一定要重视起来。

心理

还有一个多月，孕妈妈就能"卸货"了，一些孕妈妈觉得马上可以"解脱"了，宝宝生下来，就不用再受罪了。可一些孕妈妈则焦躁不安，既希望胎宝宝早点出来，又担心自己无法承受分娩时的疼痛。孕妈妈没必要这样纠结，调整好自己的心态，耐心等待即可，果熟蒂落是非常自然的事情，孕妈妈的身体自然也会为分娩做好准备。

随着腹部一天天大起来，孕妈妈时常会感到身体疲惫，应注意多休息。想睡的时候就小睡一会儿，但白天别睡得太多，以免晚上睡不着。另外，孕晚期，孕妈妈最好不要独自出门，最好有家人陪同，万一出现不适，也有人照应。

做好水肿检查，预防妊娠高血压疾病

进入孕 9 月，孕妈妈的身体负担更重了，随之而来的一些不适症状也让孕妈妈意想不到，一些孕妈妈会有孕期水肿的情况发生。因此，产检应做好水肿检查，警惕妊娠高血压疾病所致的水肿。

孕 9 月产检项目

☐检查子宫大小与高度，子宫触诊以确定胎宝宝的位置

☐水肿检查（预防妊娠高血压疾病）

☐听胎心音，监测胎宝宝是否异常

☐胎心监护，推测出宫内胎宝宝有无缺氧

☐测量宫高、腹围，估算胎宝宝宫内发育情况

☐做阴道分泌物培养及筛查，以确定是否感染 B 型链球菌（寄生在阴道的菌种）

☐进行骨盆内测量，以确定分娩方式

☐检查体重与血压

☐用超声波确定胎宝宝的位置和大小以及羊水量

☐尿常规检查及血常规检查

☐与医生讨论孕期心情的变化和自己关心的问题

（以上项目可作为孕妈妈产检参考，具体产检项目以医院及医生提供的建议为准。）

产检省时省力小妙招

本月产检项目比较多，产检时间可能比较长，孕妈妈不要焦躁，注意以下几个细节，将会避免不必要的麻烦。

本月的产检，包括心电图、胎心监测、骨盆内测量、尿常规和血常规检查等，需要孕妈妈露出胳膊、腹部、腿部等，所以孕妈妈最好穿容易脱的裤子，这样，内诊的时候就不会给自己造成太大的麻烦。水肿检查要脱掉鞋袜，所以最好不要穿连裤袜。要穿舒服的鞋子，而且要方便穿脱。

在做尿常规取样时，孕妈妈应注意尿样量一般不少于 10 毫升，至少达到一半尿杯的量。标本必须新鲜，收取尿液后要立即送检。常规尿检可以取任何时间段排出的尿，但如果孕妈妈患有肾病，则需要将清晨起床的第一次尿液送检。

王大夫手把手教你看懂报告单

这个月的检查项目较多，下面跟着王大夫一起来看看水肿检查报告单、尿常规报告单和B族链球菌检查报告单吧。

❋ 看懂水肿检查报告单

出现水肿的原因有两个：一是胎宝宝发育、子宫增大压迫下肢，使血液回流受影响，下肢出现水肿；另一个是孕期全身疾病的一种表现。这种水肿在卧床休息后仍不能消退。后者也可能是妊娠高血压疾病引起的，不容忽视。

医生会用手指按压孕妈妈的腿部，若指压时有明显凹陷，恢复缓慢，表明出现水肿。若休息后水肿不消退，应测量血压。若水肿严重，还会采用以下方法来检查：24小时尿蛋白定量、血常规、血沉、血浆白蛋白、血尿素氮、肌酐、体液免疫、心电图、心功能测定、肾脏B超。

水肿检查单上常有以下几种项目：水肿部位、水肿原因、诊断结果。

水肿部位：可出现在手、脚、腿及全身。

水肿原因：生理性水肿、病理性水肿。

诊断结果：往往提示是哪种类型的水肿。

❋ 看懂尿常规报告单

尿液中的蛋白、葡萄糖、胆红素及酮体在正常情况下为阴性。如果蛋白显示阳性，表明有患妊娠高血压及肾脏疾病的可能。如果酮体显示阳性，表明孕妈妈可能患有妊娠糖尿病、子痫或消化吸收障碍等疾病，需做进一步检查。

如果报告单上显示有红细胞和白细胞，则表明有尿路感染的可能，需引起重视。

❋ 看懂B族链球菌检查报告单

B族链球菌检查：一般在孕35~37周，医生会要求孕妈妈做B族链球菌检查，以检查孕妈妈是否携带B族链球菌。B族链球菌可在健康的女性身上找到，一般来说，对女性没有太大影响。但若胎宝宝经产道分娩时感染B族链球菌，容易引起严重的并发状况。因此，医生会建议做这个检查。通常B族链球菌检查的方法是，采用阴道和直肠取样检查。孕妈妈在拿到B族链球菌检查报告单时，可以看一下结果一栏，如果显示为阴性，说明没有携带B族链球菌；如果显示为阳性，需咨询医生。

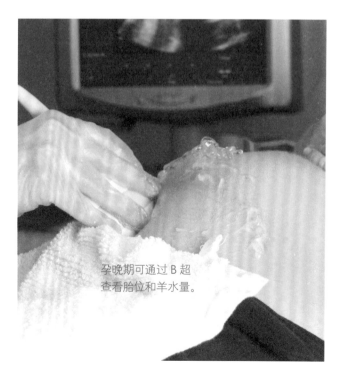

孕晚期可通过B超查看胎位和羊水量。

营养

合理饮食，防止营养过剩

把好体重关

一些孕妈妈孕期不注意合理饮食，还没到预产期已经超过了孕期体重增长上限——14千克了。体重增长过多容易引发妊娠高血压疾病、妊娠糖尿病等，而且会导致胎宝宝过大，增加顺产分娩难度。

孕妈妈来产检，我总会提醒她们合理饮食，注意控制体重，可是有些孕妈妈就是听不进去。一位患有妊娠糖尿病的孕妈妈来做产检，这次的体重增长又超标了，她说："现在胃口特别好，总是控制不住地想吃。饿了不吃感觉都要背过气去了。"我提醒她："感觉饿的时候可以吃低热量的无糖食物。平常也不要吃糖，淀粉食物要少吃，少吃多餐，每次吃七八分饱。"

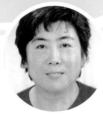

孕晚期胎宝宝成长需要的营养增加，孕妈妈每天的主食量应达到300~400克，荤菜每餐也可增加到25~100克，但是要控制淀粉、糖、盐的摄入量，以免引起过度肥胖，引发妊娠糖尿病、妊娠高血压疾病等。如果孕妈妈的体重已经超标了，可以适当减少米、面等主食的摄入量，少吃水果，并控制脂肪摄入量（特别是饱和脂肪酸）。

不宜暴食

临近分娩，为出生做准备的胎宝宝会向下滑动，这减轻了孕妈妈对胃部的压迫，食欲与前些日子相比陡然大增，有可能导致无法控制地过量进食。这个时候孕妈妈一定要采取分餐、慢食的办法，保持有规律、有条理地进食，以免造成营养过剩，给分娩带来困难。

节制饮食控制体重不可取

很多孕妈妈在孕晚期猛然发现体重超标，便临时起意，想通过克制饮食的方法来控制体重，这种做法无论是对孕妈妈的健康、胎宝宝的发育，还是日后的分娩都是不利的。孕晚期，胎宝宝体重增加非常快，需要充足的营养支持，孕妈妈宜保证充足的营养。

如果此时确实出现了体重超标问题，孕妈妈也不要慌，可以咨询医生或营养师，根据自己的情况制订科学的食谱。不过，孕妈妈也应认识到，想要在孕9月立即减掉超标的体重数也是不现实的。如果在孕期没有控制好体重，孕晚期适当控制，其他的顺其自然就好。

吃对晚餐有学问

不宜过迟：如果晚餐后不久就上床睡觉，不仅会加重胃肠道的负担，还会导致难以入睡。

不宜进食过多：晚餐暴食，很容易引起消化不良及胃疼等现象。

不宜厚味：在晚餐进食大量蛋、肉、鱼后，而活动量又很小的情况下，多余的营养会转化为脂肪储存起来，使孕妈妈越来越胖，从而导致胎宝宝营养过剩。因此，孕妈妈晚餐应以清淡、易消化为好。

宜少吃糖和盐

随着孕期月份的增加，孕妈妈的脏器受到子宫的压迫，更容易出现下肢水肿。而肾功能的生理性降低又使血液中的钠无法快速排出体外。血液中钠离子的增加，会加重身体水肿症状，并且增加患妊娠高血压疾病、妊娠糖尿病的风险。

糖和盐中含有大量钠，孕妈妈宜少吃。生活中，孕妈妈应控制饮食中盐的摄入，并警惕高糖食物，如蛋糕、巧克力、糖等。

谨慎对待排"胎毒"

民间说的"胎毒"，即内热。排"胎毒"在南方比较流行，老一辈人认为南方的气候和水质属于热性，很湿热，因此有各种各样的排"胎毒"方法，如服用开口茶、龟苓膏或凉茶，但这些并不适合孕妈妈和胎宝宝，盲目服用会有隐患。

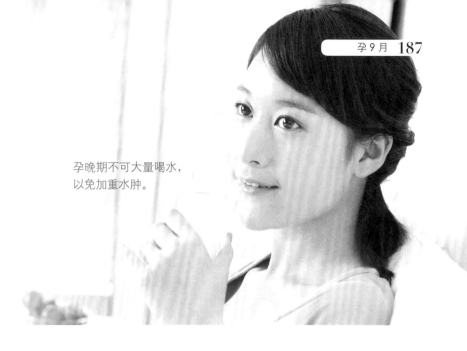

孕晚期不可大量喝水，以免加重水肿。

其实，只要在孕期的饮食上注重科学、合理，多喝水，多吃蔬菜，促进排便，根本不用排"胎毒"。孕期应避免服用排"胎毒"的中药，如甘草、黄连、朱砂、牛黄、轻粉等。另外，孕妈妈要仔细询问为自己做产检的医生，听从医生的指导。这样做不但科学，还能婉拒长辈或者亲属听来的各种偏方。

孕期补水有讲究

整个孕期饮水都要适量。到了孕晚期，孕妈妈会特别口渴，这是很正常的孕晚期现象，要适度饮水，以口不渴为宜，不能大量喝水，否则会影响进食，增加肾脏的负担，还会对即将分娩的胎宝宝不利。此时，应该科学适量地摄入水分，避免水肿。

王大夫告诉你孕晚期喝水的 **3** 个禁忌

口渴是缺水的结果，而不是开始，口渴说明体内水分已经失衡。

反复煮沸的水中有害物质浓度相对增加，不适宜饮用。

我国自来水净化还未达到直接饮用的程度，应烧开后饮用。

喝生水

生活节奏慢下来

孕妈妈不要单独出行

孕晚期胎宝宝发育已经接近成熟，孕妈妈的肚子越来越大，生活越来越不方便了，千万不要一个人外出走太远。

有次去菜市场买菜，突然有人晕倒了，我穿过人群看到一个大概怀孕9个月的孕妈妈躺在地上。我一边让周围的人帮忙叫救护车，一边检查她的生命体征，孕妈妈还有意识，额头出汗，脉搏、呼吸都正常，下体没有出血。我让大家散开一些，不要都围着她，又找来一杯热水让她喝了。渐渐地，她恢复了体力，我告诉她："我是产科医生，你只是昏迷了一会儿，不用担心，胎宝宝很安全，一会儿救护车就来了。"所幸，这位孕妈妈及时得到了救治，没有什么问题。

孕晚期，孕妈妈身体负担重，生活节奏宜放缓，应适当减少工作量和活动量，一些过于激烈的聚会或活动可暂时停止，也不要自己一个人出门，以免发生意外。如果感觉身体吃力，职场孕妈妈最好申请休假或转换到较为轻松的岗位。不过，孕妈妈暂时离开工作岗位前，应与上司、接任者或同事做好工作交接。一方面是可以保证在孕妈妈休假或换岗期间不受干扰，另一方面也为产后重回岗位打好基础。

根据自身情况适时停止工作

如果孕妈妈工作环境安静清洁，或是在办公室工作，同时身体状况良好，那么可以在预产期的前1周或前2周回家等待宝宝出生。

如果孕妈妈的工作长期使用电脑，或经常待在工厂或是暗室等阴暗嘈杂的环境中，那么就应在怀孕期间调动工作或选择暂时离开工作岗位，待在家中。

如果孕妈妈的工作是饭店服务人员、销售人员，或每天的工作至少有4小时以上在行走，建议在预产期的前2周半就离开工作岗位回到家中待产。如果孕妈妈的工作运动性相当大，建议提前1个月开始休产假。

严禁性生活

孕晚期由于胎宝宝发育已经成熟，孕妈妈的子宫明显增大，对任何外来刺激都非常敏感，如果这时进行性生活，性快感会使子宫收缩，增加胎膜早破、宫内感染的概率，影响胎宝宝的安全，还可能引起早产、产后大出血和新生儿的感染，因此孕晚期要严禁性生活。

预防呼吸道疾病

对身怀六甲的孕妈妈来说，秋天是比较舒服的季节。不过，要想做个健康的孕妈妈，一定要有意识地在秋天防范呼吸道疾病。

秋天天气转凉，孕妈妈更容易感冒而患上呼吸道疾病。感冒重在预防，孕妈妈要加强营养，适度活动，保持良好心情，以增强机体免疫力。室内要经常通风换气。孕妈妈最好不要长时间待在人多的公共场合，以免交叉感染。

使用托腹带减轻"腹"担

如果孕妈妈的工作需要长时间站立或走动，则需要购买托腹带或托腹裤。使用托腹带或托腹裤，可以支撑腹部，减轻腰部负担及耻骨压力，会让孕妈妈感觉轻松很多。

孕妈妈穿托腹带时，托腹带不要包得太紧，睡觉的时候也应该脱掉。穿得太紧不仅会影响腹部的血液循环，还会影响胎宝宝的发育。穿戴托腹带时最好躺卧床上固定之后再站立起来，这样才能够完整地固定住。

感觉腹胀要注意休息

腹胀是子宫肌肉收缩运动的结果，但也有可能是流产或早产的征兆。尤其孕晚期，孕妈妈感到腹胀的次数会大幅度增加，这意味着孕妈妈需要休息一下了。

无论是否是正常的生理性腹胀，孕妈妈首先要做的就是休息一下。能躺下自然是最好的了，但如果是在外面，可以坐在椅子上休息。一般孕妈妈容易在晚上感觉腹胀，这是由于一天的疲劳导致的，一定要早点休息。

很多孕妈妈也会在早上醒来时感觉腹胀，这是因为刚醒来，身体各种感觉比较敏感的缘故，或者可能是对将要开始的一天感到紧张。这时，孕妈妈不要着急起床，稍微休息一下，感觉好点后再起床。如果孕妈妈休息了一两个小时后，腹胀依然得不到缓解，则有可能是由于某种病症刺激子宫造成的，此时应该去医院进行检查。

王大夫推荐缓解生理性腹胀 **3** 妙招

少食多餐 —— 大量进食会造成消化道负担，令腹胀更严重。

定时排便 —— 养成定时排便习惯，肠道通畅有利于减少腹胀。

适当运动 —— 活动强度较弱的运动，可增加肠蠕动，减少腹胀。

运动一下更舒适

运动应贯穿整个孕期

有一位孕晚期的孕妈妈来做产检，她向我诉苦说："我现在胯骨疼，屁股也酸，腿脚还有水肿，没有一处舒服的。"我被她逗乐了："孕期这些不适，哪个孕妈妈多多少少都会有的，你平时多活动着点就好了。"她有点疑惑："这时候了还运动？弄不好会早产吧？""运动要坚持到生啊，分娩前还要运动促顺产呢。你可以饭后散散步，去周边公园转转，有精力也可擦擦桌子、扫扫地，这些都是非常安全的，只要不是高难度、高强度的运动就行。"

人们常说"饭后百步走，活到九十九"，可见饭后散步是公认的养生秘诀。对于孕妈妈来说，散步也是非常适宜的运动。孕期多散散步、做些简单的家务，不仅可以消耗热量，控制体重，还有利于缓解身体酸痛、减轻水肿、缓解便秘等。而一些被家人像女王一样对待的孕妈妈，不仅孕期没有多么轻松，反而身体不适更多呢。

多运动可缓解便秘

一般情况下，3 天不排便就是便秘了。但也要根据孕妈妈的个人情况进行判断，有些孕妈妈即使只有 1 天不排便，也会觉得肚子胀，很痛苦，这也是便秘。

引起孕期便秘的原因：孕晚期，由于增大的胎宝宝压迫直肠，会引起便秘；活动少，也是引起便秘的一大原因，到了孕晚期，因为行动不便，孕妈妈懒得再运动了，整天坐着或躺着，使得蠕动本已减少的胃肠对食物的消化能力下降，这样就加重了腹胀和便秘的发生。

感冒了更要运动

大部分孕妈妈感冒后会待在家中休息，门窗紧闭，怕再遭受风寒。其实感冒后，孕妈妈更应该到外面走走，呼吸一下新鲜空气，这样能提高身体的免疫力。有研究表明，适度运动可以将感冒症状天数缩减一半。但是如果出现发热、胸闷、四肢无力，就应该停止运动，好好休息。

需要提醒的是，如果孕妈妈头痛并伴随全身发冷酸痛，可能是发热的前期症状，这时就不要再运动了。

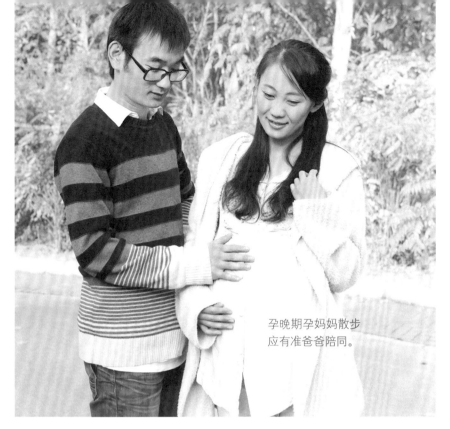

孕晚期孕妈妈散步
应有准爸爸陪同。

孕期降糖, 运动最好

孕晚期, 是妊娠糖尿病的高发期, 此时适当运动, 不但有利于控制血糖, 还可防止孕期体重过度增加, 对母子的健康都有利。糖尿病孕妈妈应选择比较舒缓、有节奏的运动项目, 如散步、缓慢的体操、太极拳等。

运动时胎宝宝动得厉害, 要紧吗

如果孕妈妈只是轻微的运动, 胎宝宝就动得很厉害, 休息后, 胎动明显减少, 说明胎宝宝是喜欢这项运动的, 或者孕妈妈运动的时间赶上了胎宝宝运动的时间, 这种情况下不用担心, 孕妈妈继续运动或者休息一会儿再运动就可以。如果孕妈妈加大了运动量, 心跳加快, 胎动也变得剧烈, 就要马上停止运动。

夫妻一起散步, 安全又解压

本月, 孕妈妈的肚子已经越来越大了, 行动多有不便, 但还是应坚持每天锻炼。千万不能因为肚子大了不方便就整天躺着不动, 最好的方式就是散步, 一般以 20 分钟左右为宜, 不要太劳累, 中途可以坐下来休息。

准爸爸最好也参与到孕妈妈的散步中来, 可以利用周末的时间, 与孕妈妈一起去散散步, 一来可以保障孕妈妈的安全, 二来对缓解工作压力也有帮助。

双胞胎孕妈妈如何运动

有很多运动方式不适合怀有双胞胎或多胞胎的孕妈妈, 如需要平躺在平面上的运动、耐力运动、热水泡浴和桑拿等。一般建议还是以散步和静养为主。其他的运动方式如果想做还是要听从医生的建议, 因为双胎或多胎妊娠较单胎妊娠更易发生流产、早产。

王大夫给双胞胎孕妈妈的 **3** 点建议

充足睡眠 保证每天 9 个小时的睡眠时间, 防止过度疲劳。

平常心 保持情绪稳定, 遇到烦心事乐观面对。

安全出行 不去人流量大的地方, 不去环境恶劣的地方, 以防意外。

孕妇瑜伽：坐角式

　　这套动作可以强健骨盆区域和下背部的肌肉，柔软腹股沟，改善骨盆和腹部的血液循环。注意，如果在孕 36 周之前胎宝宝已提早入盆，请不要练习此体式；如果在孕 32 周时胎宝宝依然是臀位，也请不要进行此项运动。

1 运动强度 ★ ★ ★
运动强度较大，没有运动基础的孕妈妈可以不做。

2 运动时间
睡前、起床前都可以做。

每天可练习一两次。

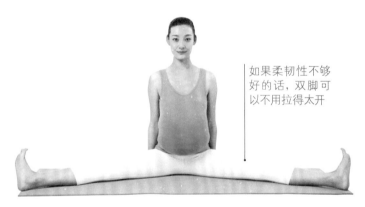

如果柔韧性不够好的话，双脚可以不用拉得太开

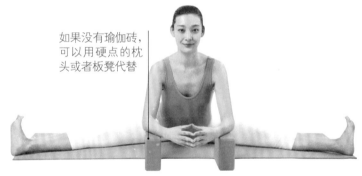

如果没有瑜伽砖，可以用硬点的枕头或者板凳代替

1 坐在垫子上，双腿向两侧打开，从大腿内侧拉伸向脚跟，双腿有力地下压地面，脚跟也尽力下压，不离开地面，双手放于身后，手指尖点地。此动作可在臀部下方垫毛毯或者背部靠墙来完成，保持轻柔的呼吸 5~8 组。

2 如果感觉此坐姿相对轻松，可以在呼气时带动身体向前，双手撑于地面上或是用瑜伽砖来支撑；在此体式保持呼吸 5~8 组或者更长一些时间。在吸气时，用双手推地面向上坐起，同侧手放于膝盖下方将双腿收回。

孕妇瑜伽：巴拉瓦伽扭转

巴拉瓦伽扭转是通过身体的扭转来作用于孕妈妈的胸椎和腰椎，从而使背部柔软灵活，可改善背部僵硬、疼痛的症状，还可以使孕妈妈呼吸更顺畅。刚开始练习时只要感受到作用到了胸椎和腰椎就好。

1 运动强度 ★ ★ ☆
运动强度不大，一般不会引起心率的变化。

2 运动时间
睡前、工作间隙都可以做。

3 运动次数
一天可运动两三次。

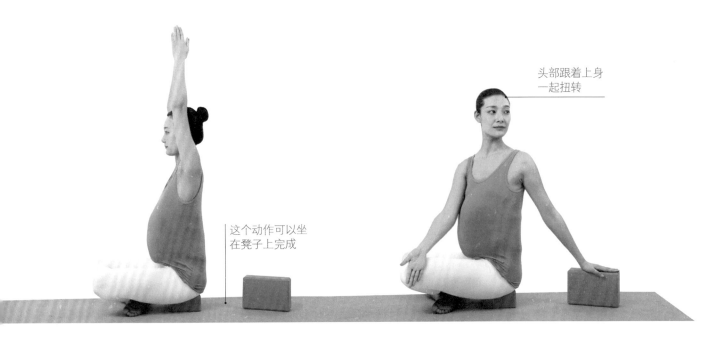

头部跟着上身一起扭转

这个动作可以坐在凳子上完成

1 双手支撑身体，坐在一块瑜伽砖上，双脚盘起，右脚在左腿下方，脚心向上，左脚交叉放于右腿下方，保持双脚向下推地的力量，身体向上立高，准备一个支撑物在身体后侧，吸气，手臂向上伸展。

2 呼气，身体向左侧扭转，双手分别放于左腿大腿外侧和身体后侧的支撑物上。再次吸气，双手找到推腿和支撑物的力量，使脊椎上提，呼气，带动身体向后扭转，两肩放松，胸廓上提，颈部尽可能地扭转向后。保持 5~8 组呼吸后随吸气收回，换另外一侧。

心理

相信自己，
你可以做一个好妈妈

宝宝可以激发母爱本能

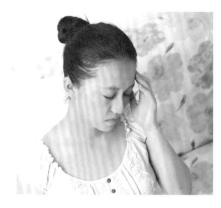

有些孕妈妈在孕期会出现对自我的否定，担心自己无法顺利分娩，无法胜任母亲的角色。

有一位孕妈妈与我投缘，每次产检总是和我多聊几句。她怀孕 34 周的时候来产检，羊水有点少，我叮嘱她勤喝水，别的都没什么问题，安安心心等宝宝出生吧。她略有愁容，情绪也有点低落了。她说："越是想着宝宝要出生了，自己心里就越发慌，担心我不能成为一个好妈妈，怎么养，怎么去教育，甚至不知道该怎么去抱他。"我开导她说："爱自己的孩子是女人的本能，当你看到他你自然就知道了。"

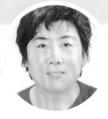

其实孕育宝宝并不是一件难事，照顾宝宝也可以慢慢学习。教育孩子的确是一件非常有挑战性的事情，教育孩子的过程也是父母成长的过程。有了孩子，事业发展有了更强的动力，孩子还会让你忘却职场的疲惫。相信自己，你完全可以做一个好妈妈。

尽量使自己放松

怀孕之后，许多孕妈妈都在憧憬有了宝宝的生活。到了孕晚期，一些孕妈妈甚至已经为还未出生的宝宝制定了满满的养育计划，却又沉浸在自己能不能做到的忧虑之中不可自拔。她们可能会吃不好饭，睡不好觉，反反复复在激励自己，又一次次感到无能为力。

建议孕妈妈不要总想在宝宝出生以前把一切安排妥当；也不要老是想着宝宝生下来怎么养，宝宝大了该怎么教育他，上什么兴趣班；也没必要担忧自己面对宝宝时常哭闹而感到厌烦。俗话说"车到山前必有路，船到桥头自然直"，脑子里不要总是为还没有发生的事情烦恼。眼下，你应该学会放松自己，放下你对未来的焦虑。你可以躺在躺椅里晒晒太阳，听听音乐，出去到公园里走走，或者干脆美美地睡上一觉，都会使精神得到安宁。

"着急卸货" 要不得

孕妈妈到了孕晚期，开始盼望宝宝早日降生，希望能够尽早"卸货"，摆脱大肚子，甚至有些孕妈妈因为身体难受而不愿意等到预产期就要剖宫产。孕妈妈想要看到宝宝的心理可以理解，但这样的做法不可取。所谓"瓜熟蒂落"，宝宝发育成熟，自然会降生的，孕妈妈再着急也是没用的。要知道，一条脐带，连接了母子两颗心，无论是在情感上，还是在身体上，母亲都会影响着胎宝宝的发育。母亲焦急的心理，也会影响到胎宝宝在子宫中的"生活质量"。

在孕期的最后一段日子里，一定要心态平和。可以告诉胎宝宝，爸爸妈妈是如何地爱他，如何热切地等待他的安全降生。这样会给胎宝宝以信心，让胎宝宝愉快地降生，同时也可以增强孕妈妈自身的分娩信心，增加分娩的愉快心理。这时准爸爸要做好孕妈妈的工作，陪孕妈妈愉快地度过分娩前的时光。

缓解紧张情绪

一些孕妈妈在临近预产期时，会感觉特别紧张，可能是因为对分娩的担心，也可能是因为对产房和医疗器械的恐惧。这种担心和紧张多发生在初次怀孕的孕妈妈身上。她们大多不了解实际的分娩过程，不清楚自己会遭遇什么，这其实是对未知的恐惧。孕妈妈们可以提前学习关于分娩的知识，以消除紧张感。另外，孕妈妈也应相信现代先进的医疗水平，一般不会出现什么问题，即便发生什么意外，医护人员都会竭力保证母婴的安全的。孕晚期，孕妈妈应保持坦然的心理，以必胜的信心迎接宝宝的降临。

坦然面对忘事

怀孕后孕妈妈会发现自己的记忆力不如从前了，尤其到了孕晚期，经常丢三落四，刚要做什么事，转头就忘记了。不用担心，这是孕期的正常表现之一，孕妈妈可以利用小笔记本来做备忘，闲暇的时候读读书，让大脑转动起来，多到户外呼吸新鲜空气，做些有氧运动。

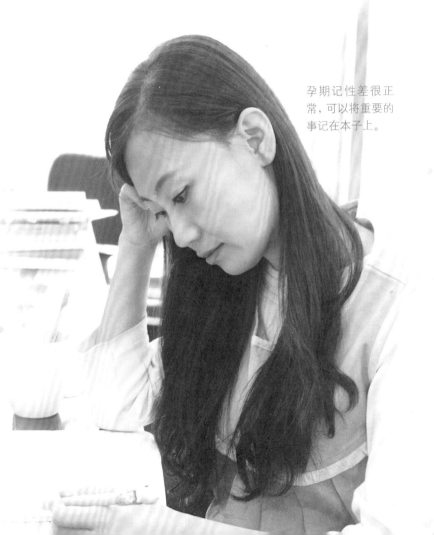

孕期记性差很正常，可以将重要的事记在本子上。

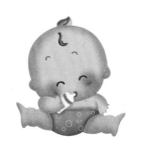

王大夫独家分享产科故事

想要胖孙子的奶奶

有一次，我接待了一位怀孕9个月的孕妈妈，她是和婆婆一起来的。那位婆婆听完我对孕妈妈的叮嘱，感觉很不满意，她问："孩子现在有多重了，怎么要控制体重呢？"我拿着检查报告单给她看："您这孩子的体重已经有3.2千克了，最后一个月很可能会再长1千克的。不控制体重怎么行呢！"老太太很不屑地说："再长1千克也才4.2千克，孩子生下来白白胖胖的好养活。"

对于这样的家属，我也感觉很无语，老人们的潜意识里，总是希望自己的孙子（孙女）或是外孙子（外孙女）生下来就白白胖胖的，可是总意识不到胎宝宝太大会使难产的概率增加。如果孕妈妈吃得过多，营养摄入太多，可能导致妊娠高血压疾病、妊娠糖尿病以及巨大儿的出现。

产检的另一个极端

对于大多数孕妈妈来说，如果没有特殊情况，只要在医生指导下定期到医院进行产检、从孕28周开始坚持每天数胎动就可以了，更多的检查只是一种浪费。而且，孕妈妈为了一些没有必要做的检查频繁地去医院，反而会增加感染疾病的风险。

曾经有一位孕妈妈，自从知道自己怀孕后，短短两个多月就已经做了3次B超检查：第一次想看看胚胎有没有扎根在子宫里，第二次想知道有没有胎心，第三次想确认胎宝宝是否正常发育。

孕3月刚做完NT检查，没过两个星期她又来做产检。我查看了她的就诊记录，跟她说："现在还不到产检的时间，过两周再来吧。"她说："我想做B超看看宝宝发育是否正常，我还没有感觉到胎动，我有点担心。"我跟她解释说："你现在月份还小呢，自然感觉不到胎动，不要着急。上次产检做过B超了，一切正常。一般情况下，孕期产检只需要做三四次B超就可以了，有特殊情况的孕妈妈，如出现腹痛、阴道流血、胎动频繁或减少等异常现象或大龄孕妈妈，才会根据检查情况适当增加B超检查次数。"这位孕妈妈看我是真的不打算给她开检查单子，便悻悻地走了。

这里我再啰唆一次，孕期的3次B超都是什么时间做，如果有特殊情况，请听从你的产科医生的建议。

第1次B超检查应在孕12~16周进行。这时做B超检查可确定怀的是单胎还是多胎，并可测量胎宝宝的大小，了解其发育情况。

一提到分娩很多人就会想到"疼痛"和"大出血"这样的画面，孕妈妈更是如此。很多人往往忽视妈妈与宝宝初次见面的温馨情景，不管你的分娩经历有多疼，最后都会被那一声洪亮的哭声淹没。

第2次B超检查应在孕20~25周进行。怀孕中期的B超检查可帮助孕妈妈了解胎宝宝的生长发育情况，对胎宝宝的位置及羊水量有进一步的了解，还可以及早发现是否有畸形，如胎宝宝的肢体畸形等。

第3次B超检查应在孕37~40周进行。这一阶段的B超检查可以帮助孕妈妈观察胎宝宝胎位、胎宝宝大小、胎盘成熟程度、有无脐带绕颈等，这是临产前进行的最后评估，所以这次B超检查是非常重要的。

怀孕生子是人类经过千万年进化后保留的本能，只要是正常女性都能胜任，对待怀孕生孩子这件事情不要走极端——完全不重视产检不行，过度重视产检也不行。

生孩子不疼的办法

越是临近预产期，孕妈妈的心情越是紧张。既希望早点"卸货"，又害怕分娩疼痛。

有位孕妈妈孕36周来做产检时，身体指标都正常，胎宝宝体重也比较合适。我对她说："你这各方面条件都不错，估计能顺产。以后要留心临产征兆啊，比如见红、破水、规律宫缩。"她还是不太明白，问我："前面两个好判断，但是规律宫缩是什么感觉啊？""每隔一段时间肚子就痛，肚子发紧，后面会像来例假时的疼痛。""大夫，有没有生孩子不疼的办法啊？"她这话一出，引得在场的人都哈哈大笑起来。我回答她说："很少有一点都不疼的，不过你可以进行无痛分娩，可在分娩前期减少疼痛感。"她被大家笑得有点不好意思，连连说："知道了，知道了。人家是第一次当妈妈嘛！"

近视孕妈妈必看

* 带框架式眼镜

* 分娩时根据医生指导用力

* 眼部不适咨询医生后再用药

大龄孕妈妈必做

* 胎心监护

* 骨盆测量

* 出行注意安全，预防早产

* 申请休假

孕 10 月

胎宝宝在长大

临近出生，胎宝宝相当于 2 个哈密瓜的重量。

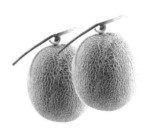

待产期间适当进食

分娩过程一般要经历 12 小时左右，体力消耗大，所以待产期间必须适当进食。

→第 203 页

分娩时不要大喊大叫

直立扩胸运动促使胎宝宝入盆

直立扩胸运动能促使胎宝宝入盆，同时还能锻炼盆底肌肉，增加产力。

→第 20x 页

王大夫说怀孕

进入孕10月，胎宝宝可能会随时降临、孕妈妈要做好准备。

{ 孕妈妈可以多听听母亲的建议，或者让母亲陪在身边，如发现有临产征兆，也不要慌，收拾好待产包，联系好准爸爸，有条不紊地去医院。除了这件大事，在孕10月孕妈妈也要注意生活中的小细节。

营养

进入孕10月后，由于胎头入盆，孕妈妈的胃口比较好。但此时不宜暴饮暴食，反而要多吃一些清淡、容易消化的食物，减轻肠胃负担，为分娩储备能量。在蛋白质补充方面，尽量吃鸡蛋、鱼肉以及豆腐，少吃牛肉、羊肉等畜肉类食物。

运动

临近预产期也要坚持运动，可做些散步、孕妇瑜伽等舒缓的有助于骨盆扩张的运动，这对选择自然分娩的孕妈妈是非常有利的。

准备些巧克力、蛋糕、蜂蜜水、功能性饮料等食物，以备分娩时食用。初产妇分娩时间往往在12小时以上，会消耗大量的能量，在产程间隙趁机补充能量，有利于顺利分娩，缩短分娩时间。

心理

在分娩时，准爸爸的一句鼓励的话比医生说十句都管用，能给孕妈妈勇气和信心。但是如果准爸爸没有做好心理准备，或者医院条件不允许陪产，孕妈妈也要做好心理准备，避免紧张情绪。

再次确认待产包中的物品是否齐全，尤其是各种证件，如孕妈妈的产检保健卡。如果证件忘带，可能会令孕妈准爸有些慌乱，再返回家去取，也比较耽误事，所以，提前确认好可减少不必要的麻烦。

产检每周一次，确定胎宝宝情况

最后一个月，产检每周一次，以实时监控胎宝宝的状态，预防各种紧急情况的发生，也是为了孕妈妈和胎宝宝的安全考虑。本月孕妈妈会做最后一次 B 超，以全面了解胎宝宝情况，预测胎宝宝体重、胎位等，并确定分娩方式。

孕 10 月产检项目

☐ 检查血压与体重

☐ 测量宫高、腹围

☐ B 超检查胎位、胎宝宝成熟度

☐ 胎心监护

☐ 尿常规检查及血常规检查

☐ 检查血凝、心电图，为分娩做准备

☐ 阴道检查

☐ 讨论分娩征兆和分娩计划

☐ 与医生讨论孕期心情的变化和自己关心的问题

（以上项目可作为孕妈妈产检参考，具体产检项目以医院及医生提供的建议为准。）

产检省时省力小妙招

孕 10 月，每周一次的产检必不可少，而且胎宝宝可能随时会到来，孕妈妈要做好临产的准备。本月的检查包括血尿常规、B 超、心电图、胎心监护等，提前了解下产检注意事项有助于产检顺利进行。

如果没有特定需要空腹的检查项目，做血常规检查时，孕妈妈不用空腹，早上吃点东西，再来抽血化验即可。做胎心监护时不要随意乱动，否则会影响检查结果。如果胎心监护结果不是非常满意，那么监护会持续做下去，做 40 分钟或者 1 小时是非常有可能的，孕妈妈不要太过着急。另外，做胎心监护的孕妈妈不要一到医院就吃巧克力或其他甜食，要等到前面还有一两个孕妈妈就轮到自己的时候再吃。

孕 10 月要随时注意临产征兆，如出现规律宫缩，不论是否到应该产检的时间，孕妈妈都应该带上待产包去医院检查。

在未生产前，仍应定时去做产检，如果超过孕 41 周还未有分娩迹象，孕妈妈就应该住院催产了。

王大夫手把手教你看懂报告单

临近分娩，孕妈妈会进行最后一次 B 超检查，以全面检查和了解胎宝宝的情况。通过检查，可以查看胎宝宝的大小、胎位、胎盘成熟度、羊水情况、脐带情况等。据此，医生会评估胎宝宝的体重，决定选择适合孕妈妈的分娩方式。

＊ 看懂最后一次 B 超检查报告单

本次 B 超报告单中需要重点关注的项目包括胎位、羊水情况、胎盘成熟度、脐带情况等。

胎位：胎先露部分与母体骨盆的位置关系，正常胎位多为枕前位。胎位不正包括臀位、横位、枕后位、颜面位等。

脐带情况：脐带漂浮在羊水中是正常的，颈部见 U 形切迹，表示脐带绕了一周；颈部见 W 形切迹，表示脐带绕了两周；波浪形切迹，表示绕了两周以上。但 B 超有时也不能确诊，因为无法看到胎宝宝颈部一周的情况。脐带 S/D 的比值（胎宝宝脐动脉收缩压与舒张压的比值）在足月时应小于 3。

胎盘成熟度：最后一个月，胎盘成熟度应为 Ⅲ 级，表示完全成熟，胎盘厚度在 2.5~5.0 厘米为正常。

羊水情况：羊水无浑浊，羊水深度在 3~7 厘米，羊水指数在 8~18 厘米。

胎宝宝大小：主要判断依据是双顶径、头围、腹围、股骨长，以上数据都与孕周相符即为正常。

＊ 看懂羊膜镜检查单

羊膜镜检查是判断胎宝宝安危的检查，主要用于高危妊娠以及出现胎宝宝窘迫征象或胎盘功能减退的检测。

羊膜镜检查的正常标准应为：羊水清亮，无色透明，可透见胎先露及胎发在羊水中呈束状微动，并可见白色光亮的胎脂片。孕妈妈在看检查单时，最需要关注的就是结果一栏，如果结果中显示，羊水清亮，没有异常情况，即为正常。

在量血压时应保持安静，平稳呼吸。

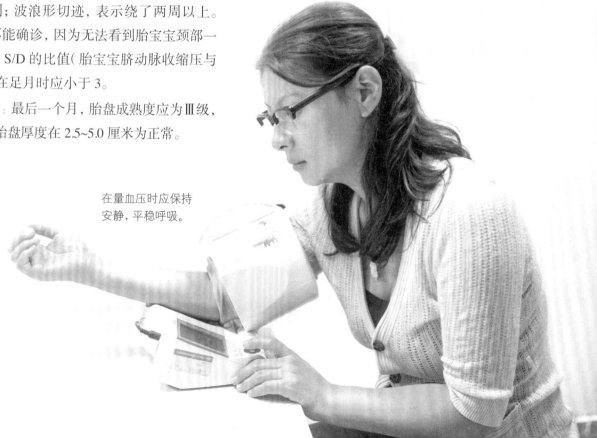

营养

积极储备能量，准备分娩

吃好睡好心情好，顺利分娩没烦恼

一些孕妈妈在孕期接近尾声时总是焦虑、担忧、烦躁，弄得自己吃不下饭、睡不好觉。还有一些神经大条型孕妈妈的表现则完全相反，她们仿佛不知道自己快要生产了，脸上看不出一丝紧张和忧虑，倒是这类孕妈妈通常分娩过程比较顺利。

有一次特别顺利的接生，我一直记忆深刻，那是个特别年轻的孕妈妈，见红后来医院待产的。待产期间每次去看她，她都乐呵呵地，毫无忧愁，一会儿喝点蜂蜜水，一会儿吃巧克力。她从进产房到生产结束用了不到 2 小时的时间，生产过程相当顺利。我们都夸这位妈妈心理素质好，她也十分欣喜，说："我都没想到，这么快就生出来了。"

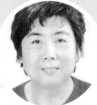

分娩前的这段时间，孕妈妈吃好睡好，养好精神是非常关键的。分娩毕竟要耗费不少体力，分娩过程对孕妈妈的心理也是一种考验，所以最后一个月，孕妈妈应做好充分的能量储备和心理准备，以顺利迎接宝宝的到来。

多为身体储存能量

这个月孕妈妈的饮食要照顾到胎宝宝迅速生长的需要，也要为分娩储备能量，所以应保证足够的营养。由于胎头已入盆，孕妈妈胃部不适感减轻，食欲也增加了，可适当多吃蛋白质、碳水化合物含量丰富的食物。

最后 1 个月，由于胎宝宝生长更快，所以体内需要贮存的营养素也会增多，孕妈妈需要的营养也达到最高峰。为此，孕妈妈的膳食应多样化，尽力扩大营养素的来源，保证营养素和热量的供给。

准备适量巧克力

孕妈妈进入待产室后，吃东西就不方便了，但分娩时需要大量的能量，孕妈妈要在阵痛还不太厉害的时候尽量吃些东西补充能量，分娩才能顺利进行。而补充能量的最好方式，就是吃巧克力。巧克力中含有丰富的碳水化合物，还有微量元素，能够很快被孕妈妈吸收，而且巧克力取食方便，也方便携带。孕妈妈提前准备适量巧克力，能为自己的分娩添加助力和能量。

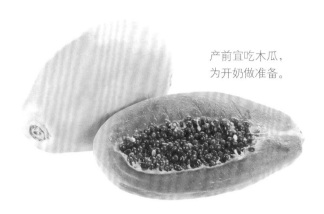

产前宜吃木瓜，
为开奶做准备。

产前宜吃木瓜

木瓜具有健脾消食的功效。木瓜中含有一种酵素，能促使蛋白质分解，有利于身体对食物的消化和吸收；还可帮助分解肉食，减少肠胃负担。木瓜酶对乳腺发育很有助益，催奶效果显著，产前吃木瓜可预防产后少奶，对孕妈妈产后母乳喂养很有好处。

吃对食物，稳定情绪

此时孕妈妈的心情一定很复杂，既有即将与宝宝见面的喜悦，也有面对分娩的紧张不安。因此，孕妈妈要多摄取一些能够帮助自己缓解恐惧感和紧张情绪的食物。富含叶酸、维生素 B_2、维生素 K 的圆白菜、胡萝卜等均是对这方面有益的食物。此时孕妈妈也可以摄入一些谷类食物，谷类中的维生素可以促进孕妈妈产后乳汁的分泌，有助于提高宝宝对外界的适应能力。

饮食以清淡为主

对于即将临盆的孕妈妈来说，要选用对分娩有利的食物和烹饪方法。产前孕妈妈的饮食要保证温和、清淡，对助胎气和分娩时的促产都有调养作用。所以，孕妈妈现在的饮食应坚持以清淡为主，对分娩很有好处。

待产期间适当进食

分娩过程一般要经历 12 小时左右，体力消耗大，所以待产期间必须注意饮食。待产期间饮食不仅要富有营养，还要做到易消化，口味清淡的菜肴更容易被孕妈妈接受。

此时可以为孕妈妈准备馄饨、面条等易消化的食物。孕妈妈应注意产前不宜过量补充营养。摄入过量食物会加重孕妈妈肠胃的负担，造成腹胀，反而给分娩造成困难。

剖宫产前 8 小时不要进食

如果有计划实施剖宫产，手术前要做一系列检查，以确定孕妈妈和胎宝宝的健康状况。手术前一天，晚餐要清淡，午夜 12 点以后不要吃东西，以保证肠道清洁，减少术中感染。手术前 6~8 小时不要喝水，以免麻醉后呕吐，引起误吸。手术前注意保持身体健康，避免患上呼吸道感染、发热等疾病。

王大夫盘点 3 类助产食谱

肉类

虾仁馄饨、香菇鸡汤面、羊肉汤、菠菜鸡丝面等。

蛋白质类

海带豆腐汤、红糖鸡蛋汤、豆腐脑、鸡蛋菠菜煎饼等。

碳水化合物类

葱油花卷、千层饼、山药粥、南瓜粥、红枣粥等。

了解临产常识

什么时候入院待产

很多年轻的孕妈妈分不清临产征兆，不知道什么时候该来医院待产，有些孕妈妈来了两三次还是不到真正分娩的时候。

有一位年轻的孕妈妈非常不幸，婆婆很早就去世了，自己妈妈有重男轻女的思想，一直在他哥哥家照看自己的大孙子。即便是到了女儿快要临产的时候，都没来看她。她来医院两次了，没有见红、没有规律宫缩，更没有破水，我叫她回家耐心等，等有规律宫缩了再来。她问："规律宫缩是什么样子啊？""就是肚子疼一阵子，不疼了、过一会儿又疼，中间间隔总是10分钟或者15分钟，到那时候你再来。"

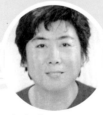

到了这个时期，很多孕妈妈都是稍有风吹草动就往医院跑，有的是感觉胎宝宝入盆了，有的是有不规则的腹痛以为是要生了，其实这时候离真正的分娩还有几周或几天的时间，不用急着入院。太早住院的话，会增加自己的分娩恐惧，如果看到一同入院的姐妹生了，心里也会为自己着急，这不是平白为自己增加心理负担吗？

临产前的 3 个信号

到底身体出现什么信号才该去医院呢？通常临产有 3 个非常明显的信号。

＊ 见红

正常子宫颈会分泌黏稠的液体，在宫颈形成黏液栓，防止细菌侵入子宫腔内。孕期这种分泌物会增多且变黏稠。临产前因子宫内口胎膜与宫壁分离，会产生少量出血，这种出血与子宫黏液栓混合，由阴道排出，称为见红。

见红是分娩即将开始时比较可靠的征兆。如果出血量大，可能是胎盘早剥，需要立即到医院检查。

＊ 规律宫缩

在临近预产期时，孕妈妈有如下感觉：腹部开始有规律地发紧，并且这种感觉慢慢转为很有规律的下坠痛、腰部酸痛，每次持续 30 秒，间隔 10 分钟。以后疼痛时间逐渐延长，间隔时间缩短。当规律性的疼痛达到每六七分钟一次，两三个小时后孕妈妈就应该去医院了，因为这意味着将要临产了。

＊ 破水

阴道流出羊水，俗称破水。因为子宫强有力的收缩，子宫腔内的压力逐渐增加，宫口开大，胎宝宝头部下降，引起胎膜破裂，阴道流出羊水。这时离宝宝降生已经不远了，要马上去医院待产。羊水正常的颜色是淡黄色，如果是血样、绿色浑浊，必须告诉医生。

每天洗澡

这个时期，由于内分泌的改变，新陈代谢逐渐增强，汗腺及皮脂腺分泌也会随之旺盛，孕妈妈比常人更需要沐浴。孕妈妈要尽可能每天洗澡以保持皮肤清洁，预防皮肤、尿路感染，从而避免影响胎宝宝健康。淋浴或只擦擦身体也可以，特别要注意保持外阴部的清洁。洗澡时要注意水温的调节，水温以38~42℃为宜。

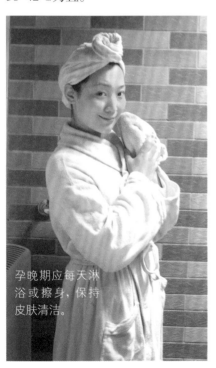

孕晚期应每天淋浴或擦身，保持皮肤清洁。

胎位不正提前 2 周住院

正常情况下，胎宝宝在母亲腹中是"头朝下，屁股朝上"的，但有3%~4%的胎宝宝是"头朝上，屁股朝下"，这就属胎位不正中的臀位。这种情况在胎位不正中较多见，但危害不是最严重的。胎位不正易造成难产，需要比预产期提早2周左右住院，并在医生帮助下进行纠正，以自然分娩或剖宫产结束妊娠。

对于一切正常的孕妈妈来说，有临产征兆的时候再去医院也来得及，但是对于那些有妊娠高血压、妊娠糖尿病等疾病的孕妈妈来说，最好跟医生商量一下住院的时间，医生会根据你的实际情况提前跟住院部申请床位。

还要提醒孕妈妈，住院的时候一定要带齐所有的产检报告和病历本，因为住院部的医护人员需要审核才能安排住院事宜。

不要忽视过期妊娠

孕期达到或超过42周称为"过期妊娠"。过期妊娠对胎宝宝的影响主要为逐渐加重的慢性缺氧及营养障碍，千万不可忽视，千万不能抱侥幸心理。

及时住院：明确有无胎宝宝宫内缺氧、巨大儿及羊水过少情况，并进行胎心监护。

 王大夫提醒临产生活 **3** 事项

 清洁 — 每天用清水清洁外阴，防止阴道感染。

 预防疾病 — 注意防寒保暖，勤开窗通风避免细菌滋生。

警惕破水 — 一旦羊水破了要立即平躺，并送往医院。

做好胎动监测：若胎动过频或过少就表明胎宝宝缺氧，应及时就医。

时刻观察：应注意观察孕妈妈有无腹痛、阴道见红及破水等临产征兆。

适时终止妊娠：对宫颈成熟度好，无产科合并症和并发症的孕妈妈，可以用人工破膜、催产素引产；对于有胎宝宝缺氧、胎宝宝生长受限、羊水过少、巨大儿或其他产科合并症和并发症者，可以进行剖宫产终止妊娠。

坚持数胎动

即使到了孕晚期，孕妈妈也应坚持数胎动。胎动每12小时大于30次为正常，如果胎动过少（少于20次预示可能缺氧，少于10次会有生命危险），则应及时去医院就诊。

少看电视

孕妈妈临产前2周终于进入产假时期，有了更多的自由时间可供支配。很多孕妈妈离开工作岗位后，一时不知该如何消磨时间，而看电视剧往往成为很多孕妈妈的选择。

事实上，这种做法对孕妈妈和胎宝宝都是不利的。孕晚期孕妈妈本身就更容易疲劳，而过度用眼会增加这种疲劳感。此外，孕期激素水平异常，孕妈妈情绪容易出现波动，而长时间看电视使孕妈妈更容易跟着剧情产生情绪波动，也不利于健康。而且，总是坐在电脑前或电视机前不运动也会增加孕妈妈分娩时的困难。

分娩前排净大小便

分娩时子宫会进行强有力的收缩，如果此时直肠中有粪便或膀胱中充满尿液，会影响子宫收缩程度，延长分娩时间，而且胎头长时间压迫膀胱、肛门括约肌，可能会导致分娩时将大便、尿液和胎宝宝一起娩出，增加产道、胎宝宝感染的概率。所以，临产前应定时大小便，使直肠、膀胱处于排空状况。

不过，若在分娩过程中出现了排便、排尿现象，孕妈妈也不必在意。助产的医生、护士几乎见过分娩时发生的各种情况，而且具有专业知识，不会在意这种事情。

分娩时不要大喊大叫

孕妈妈在分娩时最好不要大声喊叫，因为大声喊叫对分娩毫无益处，孕妈妈还会因为喊叫而消耗体力，不利于子宫口扩张和胎宝宝下降。孕妈妈要对分娩有正确的认识，消除精神紧张，抓紧宫缩间隙休息，使身体有足够的能量和体力。如果阵痛确实难以忍受，可以通过心理暗示，告诉自己疼痛是为了让宝宝更加健康，来提高自身对疼痛的耐受力。

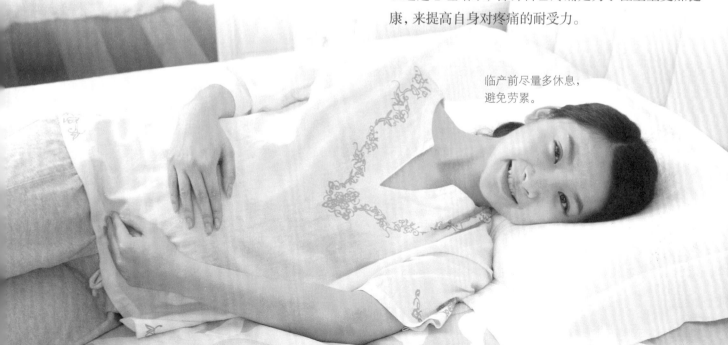

临产前尽量多休息，避免劳累。

了解自然分娩的 3 大产程

自然分娩对孕妈妈的伤害最小。自然分娩中，通过产道的挤压，可以使胎宝宝把吸入肺里的羊水吐出，大大降低窒息的概率。

* 第 1 产程

第 1 产程持续时间最长，一般来说，初产妇分娩时间往往在 12 小时以上，经产妇所需时间会短一些，大概需要 6~8 小时。其主要任务就是使子宫颈口开全，直至扩张到可以让胎宝宝的头通过阴道。过程中，宫缩间隔时间会越来越短，持续时间越来越长，强度也随之增加。

应对方法：随着宫缩吸气和呼气。宫缩一开始就深呼吸一口气，缓慢有节奏地从鼻子吸气，然后从嘴巴吐出。宫缩结束时，再次深呼吸，释放全身的紧张。在每两次宫缩之间休息，保持体力。

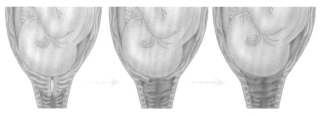

第 1 产程开始，激素的变化使子宫颈软化，但子宫颈口仍是闭合的。

第 1 产程中，子宫颈变薄，开始扩张。子宫颈口以每次两三厘米的速度缓缓张开。

当开到 10 厘米时，即子宫颈完全张开。

* 第 2 产程

子宫颈口开全意味着进入第 2 产程。当子宫颈开全，宝宝的头就会开始下降进入产道了，这时会让孕妈妈产生用力的冲动，孕妈妈可以根据自己身体的感觉来用力，也可以在医生的指导下用力。而胎宝宝娩出则意味着第 2 产程的结束。

应对方法：最好遵从自己身体的本能，短暂、多次用力，可节省体力，也比较有效。一般五六秒用力一次，每次宫缩用力三四次，在连续地使尽力气用力之后，把肺里的空气全部吐出来，接着再及时吸气，准备下一次用力。在两次用力之间孕妈妈应充分休息，可吃点易消化的食物，或者听听熟悉的音乐，尽可能使身体放松。

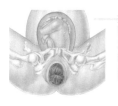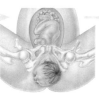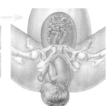

第 2 产程开始，胎宝宝开始娩出。宫缩间隙，胎宝宝的头部将停留在阴道口。这时，助产士会让孕妈妈停止用力，以便让会阴充分扩张，防止严重撕裂。

胎宝宝的头部娩出，脸部朝下。助产士将检查脐带是否缠绕在他的颈部。胎宝宝会本能地将头转向一侧，进行他的第一次呼吸。

再经过两三次宫缩，胎宝宝的肩膀娩出，继续用力推压，他的腿和臀部也将被娩出。随后助产士会将他抱到你的腹部上。

* 第 3 产程

看到宝宝娩出，新妈妈可能就兴奋得顾不得其他的事情了。但是别忘了只有等第 3 产程娩出胎盘后，整个分娩才会随之结束。这个过程可能需要 5~30 分钟。

应对方法：在收缩娩出胎盘的时候，新妈妈会感觉到像抽筋一样，这比起先前的疼痛简直是不值一提。此时应保持短促呼吸，在医生的帮助下自然娩出胎盘。如果在宝宝生出后 30 分钟胎盘仍不排出，则须在严格消毒后由医生用手取出胎盘。

产前运动助分娩

运动要特别注意安全

最后一个月孕妈妈随时有可能生产,此时适当活动有助分娩。孕妈妈应根据之前的运动量来选择运动,如果之前一直运动,这时候可以每次运动15分钟,如果之前运动比较少,还是短时间的运动比较好,出现不适要立即停止运动。

一位孕妈妈在孕期主要就是每天饭后散步,后来听说临产前运动有助于缩短产程,加快分娩速度,她便从孕36周开始加大了运动量,每天半小时的慢跑加半小时的孕妈妈体操,结果两天后羊水破了,最终胎宝宝未满孕37周早产。幸好处理及时,宝宝情况稳定。事后,她还非常困惑,我告诉她,因为她之前的运动量比较小,在临产时猛然加大运动量是非常危险的。

从孕10月起,孕妈妈要随时随地做好待产的准备。本月的运动也以帮助分娩为主,可做一些骨盆底肌、下腹部的锻炼,动作宜缓,而且运动时,准爸爸或家人最好在身旁保护。由于本月孕妈妈会特别累,因此,还可以学习一些放松身体的方法。

直立扩胸运动促使胎宝宝入盆

如果到了预产期胎宝宝还没有动静,孕妈妈要加强运动。直立扩胸运动能促使胎宝宝入盆,同时还能锻炼孕妈妈盆底肌肉,增加产力。不过,在运动时一定要让准爸爸陪在身边,以免有意外发生。

练习方法:两脚站立,与肩同宽,身体直立,两臂沿身侧提至胸前平举,挺胸,双臂后展,坚持30秒。做这一动作时注意扩胸时呼气,收臂时吸气。

促进顺产的运动

运动可促进孕妈妈的血液循环,增加心肺的吸氧量,调节神经系统功能。下面介绍2种对分娩过程有重要作用的运动。

墙面滑行:背靠墙站立,双脚分开与肩同宽,慢慢靠墙下滑至坐姿。保持上述姿势数秒,再上滑至站姿。该动作反复进行10次,有助于打开骨盆口,给胎宝宝更大的空间进入产道。

上下摇摆骨盆:用双手和两膝支撑身体,头和躯干在同一水平线上。收腹,保持该姿势数秒钟,同时轻轻摇摆背部。放松腹部和背部,保持背部水平。

孕妈妈体操：足月后的滚球

　　分娩球是孕期及产后很好的运动工具，常做分娩球运动可以帮助孕妈妈打开骨盆，降低胎宝宝在阵痛和分娩准备中的位置。坐在分娩球上左右摇摆或轻轻反弹，还可缓解孕晚期下腹部和膀胱的压力，有利于胎宝宝足月后胎头的下降。

1 运动强度 ★★★★★
运动强度不大，不会引起心率的变化。

2 运动时间
随时都可以做。

一天可运动数次。

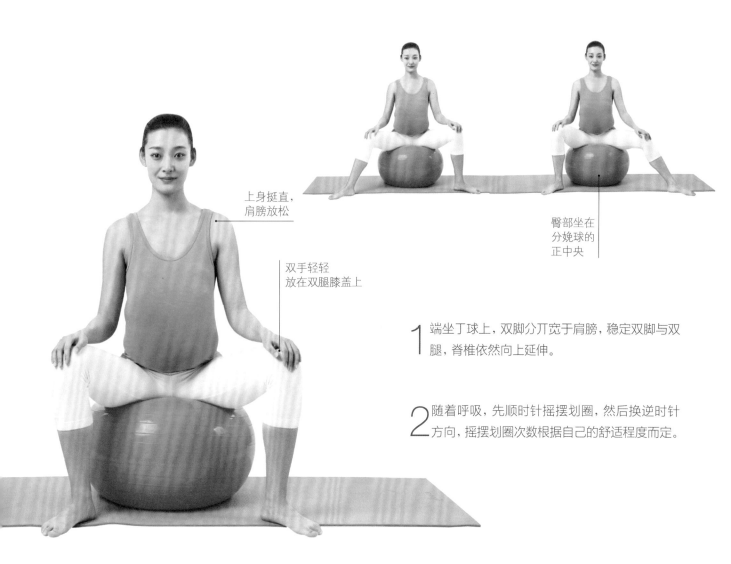

上身挺直，
肩膀放松

双手轻轻
放在双腿膝盖上

臀部坐在
分娩球的
正中央

1 端坐丁球上，双脚分丌宽于肩膀，稳定双脚与双腿，脊椎依然向上延伸。

2 随着呼吸，先顺时针摇摆划圈，然后换逆时针方向，摇摆划圈次数根据自己的舒适程度而定。

警惕心理性难产

生育是女人的本能

"抽个血都吓得要死，我可生不了孩子，还是剖吧"，"我怀孕的时候都没运动过，肯定难产，我肯定生不下来"，不少年轻孕妈妈产力不错，胎位、产道正常，胎宝宝大小也适中，却因心理压力过大导致难产。

有一位孕妈妈入院待产，镇痛了 6 小时，宫口还未开全。孕妈妈疼痛地大喊大叫，还不停地哭泣，她妈妈在一旁看得心疼，劝慰她不要喊叫，一会儿生孩子就没力气了。那孕妈妈受不住疼痛，一边哭一边说："妈，我不生了，还是剖了吧？太受罪了。"妈妈在一旁眼带泪花："哪个女人生孩子不受罪啊，你忍一忍吧，剖的话更受罪！"经过妈妈的劝慰和医护人员的帮助，她终于顺产生下了一名男宝宝。

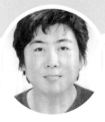

明明顺产是女性与生俱来的能力，为什么现在的女性都说自己生不了孩子呢？究其原因，是害怕，还没生就打了退堂鼓。顺利分娩是自然赋予女性的本能，不需要额外担心。

做好充分的心理准备

如果孕妈妈对分娩充满焦虑、恐惧，要多与有经验的亲友交流，多听听她们真实的经历，可减轻压力。孕妈妈在产前过于恐惧，会使身体产生过多的应激激素，这样一来，疼痛就会增加，产程也会拖更久，对分娩会有不利的影响，甚至会造成难产。焦虑会造成大脑皮质功能紊乱，使得子宫收缩不协调、宫口不开、产程延长等。因此，孕妈妈必须保证良好的情绪，为分娩做好充分的心理准备。

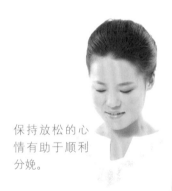

保持放松的心情有助于顺利分娩。

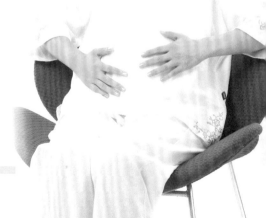

保持情绪平和

分娩前要平静心情，避免过度紧张。分娩本身就会消耗身体巨大的能量，如果孕妈妈心情紧张，可能会使身体能量消耗更快。

孕妈妈可引导自己转移注意力，多想一些高兴的事情，多了解与分娩有关的知识。如果有担心的事情，可以向身边的护士或助产士咨询。亲人特别是准爸爸也应该给予孕妈妈足够的关心和爱，不要给孕妈妈压力，以免影响顺利分娩。

远离那些夸张的分娩信息

孕期在学习孕产知识时，尽量避免看那些过于夸张的分娩画面和节日，尽量避免点击具有明显"噱头"形式的分娩视频；也请告诉周围的亲朋，不要讲那些负面的消息和故事。其实，分娩是女性天生就具有的能力，是女性成长过程中一件很自然的事，孕妈妈抱着"船到桥头自然直"的想法就可以，身体的本能会带领孕妈妈顺利度过这段时期。

宜在烦躁时听听音乐

在感到情绪焦躁不安的时候，孕妈妈不妨采取一种觉得最舒服的姿势，静静地聆听自己喜欢的音乐，让自己的情感充分融入音乐的美妙意境中去，想象一些美好的事物，比如宝宝未来的模样、和准爸爸恋爱时快乐温馨的场景等。

正确缓解产前焦虑

产前焦虑是正常的。如果孕妈妈是第一次生宝宝，产生紧张情绪是自然的，但紧张情绪不宜发展为焦虑。因为生活中几乎每个女人都会经历分娩，而且大多数分娩过程都是健康而顺利的，就算是孕妈妈一直担心的分娩疼痛，大多数人也都是可忍受的。

所以孕妈妈应自我调节，尽量放松心态，听从医生的指导，充分了解孕产知识，相信自己一定会平安顺利生下宝宝。在分娩前，可以进行自我暗示练习，告诉自己分娩虽然很痛，但是这种疼痛是可以忍受的，而且分娩的痛苦可以让宝宝更聪明。因为分娩痛能使孕妈妈脑中产生脑啡肽，这种物质有益于宝宝的智力发育。

孕妈妈可以把自己的恐惧告诉医生或助产士。要相信妇产科里的医生和护士几乎都经历过各种分娩过程，也看到过不同的孕妈妈们的表现。如果能把自己的恐惧或焦虑告诉他们，他们会从更专业的角度来解释，让你释放焦虑和恐惧，并在分娩过程中得到更多的支持。

怀孕不是孕妈妈一个人的事，尤其在临近分娩这种重大时刻，准爸爸有责任承担起关心爱护孕妈妈的工作。孕妈妈平时多和准爸爸聊聊天，告诉他你的担心、忧虑和每天的心理感受。很多情绪会在聊天中得到释放和缓解。时刻记住，准爸爸是你最有力的支持者，你不是一个人在"战斗"。

王大夫告诉你缓解产前焦虑 **3** 妙招

交流 多和准爸爸或好朋友交流，倾诉可以减轻焦虑。

整理物品 把给宝宝买的衣物拿出来整理一下，既能缓解焦虑还能为生产做好准备。

深呼吸 孕妈妈可以学习深呼吸，把身体的压力释放出来。

大龄孕妈妈必做

＊注意休息，预防胎膜早破

＊不要轻视腹痛

＊胎位不正，提前 2 周住院

二胎孕妈妈必知

＊配合医生，不要隐瞒生产史

＊安排好照顾大宝和照顾月子的人

＊不要忽视大宝

剖宫产孕妈妈必看

＊术前禁食 8 小时

＊手术前最好洗澡

＊保持情绪平稳

 门诊故事

王大夫独家分享产科故事

猜猜看，生男还是生女

早上照例查房，刚进病房，就见 12 床和 13 床的两位待产孕妈妈正在讨论胎宝宝性别的问题。一个说："我看你这肚子有点尖，肯定是个男孩。你瞧我这肚子圆滚滚的，肯定是个丫头。"另一个说："闺女挺好的啊，将来是妈妈的'小棉袄'啊！我倒是希望自己生个闺女呢！男孩不好带，太调皮了。"

我走进病房，那位孕妈妈对我说："医生，您有经验，您说我怀的会不会是丫头啊？"现在大多数家庭对生男生女没有那么大的关注度了，不过也不排除个别家庭重男轻女，于是我谨慎地说："经验也不是百分之百正确的，别急，很快你就能知道是男孩还是女孩了。"

出了病房，实习护士小林跟我说："那个孕妈妈家里重男轻女，不喜欢女孩，偏偏她的肚子看起来像怀的女孩，这才十分焦急。"我说："你怎么知道她怀的是女孩啊？"小林说："不是吗？她的肚型是圆的，测胎心时比较快、力度较弱，这不就是女孩吗？"我说："那咱们来打个赌啊，我猜她生男孩。"小林笑眯眯地说："好啊，你输了怎么办？""我输了，我请你吃饭，你输了，你请客。"

等到那天下午 2 点，那位产妇终于顺产生下了一名男婴。工作结束，小林闷闷不乐地坐在办公桌前，若有所思地玩转笔。我问她："你这是怎么了？那个孕妈妈生产不是挺顺利吗？""我就是想不明白啊，从种种迹象来看，她怀的就是女孩啊，怎么生出来却是男孩呢？""呦，就这事儿啊，晚上你请客，我就告诉你。""行啊，那你现在就告诉我。""从胎心快慢、肚型、皮肤变化、孕妈妈口味变化等方面来判断男女，听着有趣，可是从

在我们产科每天都会有几十名新生儿降生,有些宝宝是从从容容,而有的则是急性子,想要快点看看这个世界的样子。无论是怎么样的生产过程,我们都努力做好接生工作,希望宝宝健康,妈妈平安。

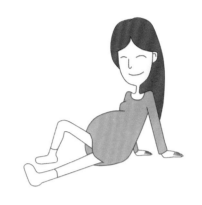

我几十年临床工作经验来看,没有一个是靠谱的。我猜她生男孩,是因为B超室的樊医生跟我说过啊!"说完我哈哈大笑。小林懊恼地一拍手,指着我说:"王主任,你,你作弊!"

隐瞒生产史的"初产妇"

有一天,临下班的时候,一位产妇的丈夫来科室办公室找我,进门就火急火燎地说:"王主任,您快去看看我媳妇吧,她马上要生了。"我问:"哪个病房的?什么情况?"护士小张对我说:"这是305房2床的家属。我10分钟前才查过了,宫口刚开2厘米,不会这么快的。"我拿过病历,看了一眼,是初产妇,便对他说:"不急,再等等吧。"

过了5分钟,这位男士又来了,跟我说他媳妇想要大便了。我和小张去病房查看,果然宫口都开了6厘米了,头都快露出来了。小张悄声对我说:"她好像不是头胎呢,不然怎么会这么快?"我再次询问她是否生育过,是否引产过,得到的回答依然是"没有"。

我们知道,有些孕妈妈隐瞒自己的生产史也是迫不得已,可能她们不想让丈夫知道自己的过去。但是,这种隐瞒会对我们的接生工作造成很大的困扰。头胎生产和二胎生产,产程会相差很多。如果是初产妇,顺产产程可能需要12小时左右,可是经产妇很可能只需要30分钟。所以,提醒所有孕妈妈,在我们询问病史时,请如实相告。

择日而剖不靠谱

一位孕妈妈预产期过了有1周了,住院催产了2天,还是没有临产征兆,隔了一天再次催产,还是没有效果,只能剖腹产了。和孕妈妈沟通后,我的意见是明天早上立刻剖宫产手术,夫妇二人都没有异议。没想到那天下午孕妈妈的婆婆来找我,又要求推后一天做手术。原因竟然是,明天是农历的九月初一,这个日子不吉利。我跟她反复解释,再拖一天胎宝宝就多一份危险,而且手术室的时间都已经排满了。最后,还是孕妈妈的丈夫过来,将他母亲劝回去了。

过去,人们总是相信,出生的时辰决定了人一生的命运。然而我更相信"三分天注定,七分靠打拼"。

附录：坐月子宜忌

新妈妈最好提前了解产后的注意事项，把握好对待传统禁忌的尺度，科学地安排产后的生活细节，调理身心健康，坐一个愉快的月子。

宜定时量体温

分娩之后的 24 小时内，要时刻监测自己的体温，如有发热，必须查清原因，适当处理。个别新妈妈乳胀也可能引起发热，但随着乳汁排出，体温会降下来。

病理发热最常见的原因是产褥感染，也就是俗称的"产褥热"。引起"产褥热"的原因很多，有产道感染、泌尿系统感染、乳房感染等。如果治疗不及时，可能转为慢性盆腔炎，还可能引起危险的腹膜炎、败血症等。因此，如果高热，就得赶紧找医生处理了。

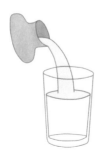

宜及时排尿

排尿是新妈妈最容易忽视的一个问题，顺产新妈妈分娩后 4 小时即可排尿。少数新妈妈排尿困难，发生尿潴留，其原因可能与膀胱长期受压及会阴部疼痛反射有关，应鼓励新妈妈尽量起床解小便，如果排不出，可以把水龙头打开，诱导尿感，或者用手轻按小腹下方，或使用温水袋敷小腹，一般就会有尿意。

宜及时补水

如果是顺产新妈妈，那么下了产床后可要多喝些水。因为在生产过程中，胎头下降会压迫膀胱、尿道，使得膀胱麻痹以及产后腹壁肌肉松弛而排不出尿。而膀胱过度充盈会影响子宫的收缩，也会导致产后出血。

此外，由于产程中失血，以及进食过少也会导致体液流失，因此要注意多喝水补水。

⊗ 不宜 挤压乳房

乳房受外力挤压，乳房内部软组织易受到挫伤，使内部引起增生等，且外部形状易改变。新妈妈最好仰卧和侧卧交替着躺，不要长期一个方向侧卧，这样不但易挤压乳房，也容易引起两侧乳房发育不平衡。

⊗ 不宜碰 冷水、吹冷风

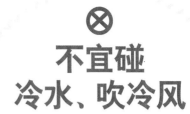

新妈妈全身的骨骼松弛，如果冷风、冷水侵袭到骨头，很可能落下"月子病"。月子里不能碰冷水，即使在夏天，洗东西仍然要打开热水器用温水。另外，开冰箱这样的事情，也请家人代劳吧。

⊗ 不宜产后马上熟睡

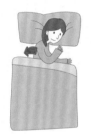

宝宝出生后，新妈妈就会大松一口气，很想痛痛快快地睡一觉。产后立即熟睡不利于子宫的恢复。医生建议，产后应先闭目养神，半坐卧，用手掌从上腹部向脐部按揉，在脐部停留，旋转按揉片刻，再按揉小腹，时间比脐部稍长。如此反复十余次，可帮助子宫尽快恢复。

⊗ 不宜卧床休 息一个月

新妈妈刚生完宝宝身体虚弱，需要充分的调养才能复原，所以，新妈妈要注意休息，但完全卧床休息一个月不活动，对新妈妈也不利。坐月子期间既不能卧床不动，也不宜过早、过量活动，要劳逸结合。

⊗ 不宜 "捂月子"

"坐月子"已经延续数千年，一下子改变过来是很不现实的。但"坐月子"不等于要"捂月子"，"捂"得多了汗出得更多，人会更虚弱，毛孔也会张得更大，所以只要避免不被风直接吹着，不要有穿堂风就行了。

图书在版编目（CIP）数据

怀孕一定要知道的那些事 / 王琪编著 . -- 南京：江苏凤凰科学技术出版社，2018.1
（汉竹·亲亲乐读系列）
ISBN 978-7-5537-8504-2

Ⅰ . ①怀… Ⅱ . ①王… Ⅲ . ①妊娠期 - 妇幼保健 - 基本知识②产褥期 - 妇幼保健 - 基本知识 Ⅳ . ① R715.3

中国版本图书馆 CIP 数据核字 (2017) 第 168371 号

中国健康生活图书实力品牌

怀孕一定要知道的那些事

编 著	王 琪	
主 编	汉 竹	
责 任 编 辑	刘玉锋 张晓凤	
特 邀 编 辑	魏 娟 苑 然 张 瑜 张 欢	
责 任 校 对	郝慧华	
责 任 监 制	曹叶平 方 晨	

出 版 发 行	江苏凤凰科学技术出版社
出 版 社 地 址	南京市湖南路 1 号 A 楼，邮编：210009
出 版 社 网 址	http://www.pspress.cn
印 刷	天津海顺印业包装有限公司分公司

开 本	715 mm × 868 mm 1/12
印 张	18
字 数	150 000
版 次	2018 年 1 月第 1 版
印 次	2018 年 1 月第 1 次印刷

标 准 书 号	ISBN 978-7-5537-8504-2
定 价	49.80 元

图书如有印装质量问题，可向我社出版科调换。